U0248804

喉肌电图临床应用

Applied Laryngeal Electromyography

徐　文　著
韩德民　审

人民卫生出版社
·北　京·

作者简介

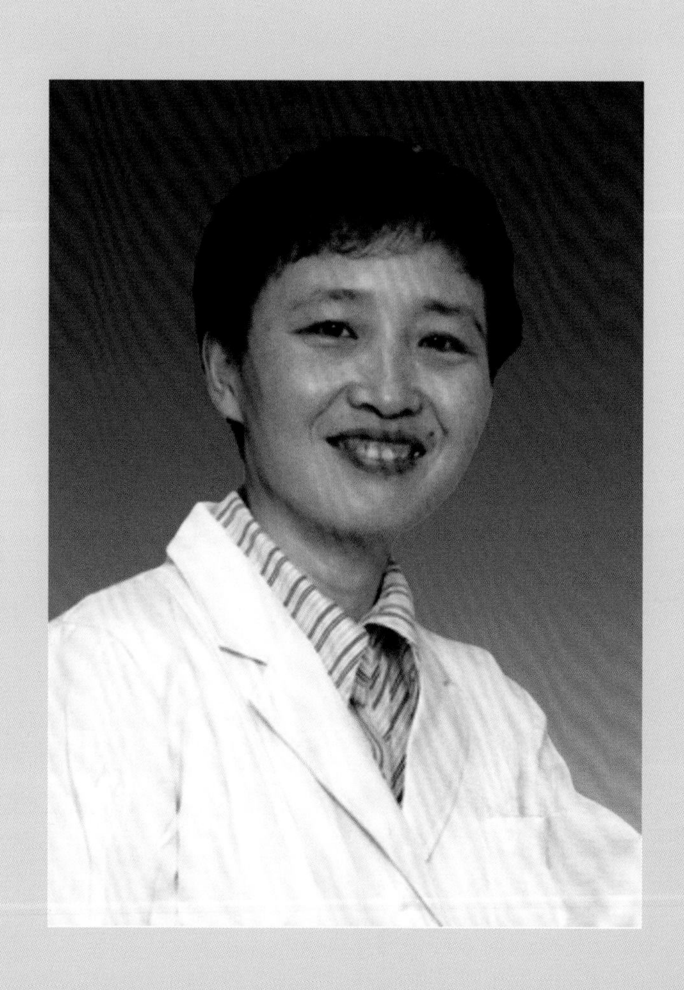

徐 文 医学博士

首都医科大学附属北京同仁医院

主任医师 教授 博士研究生导师 咽喉科主任

主要从事于咽喉科疾病及嗓音疾病临床诊治及相关研究

中华医学会耳鼻咽喉头颈外科分会咽喉学组副组长

中国医师协会耳鼻咽喉头颈外科医师分会咽喉学组副组长

中华医学会激光医学分会耳鼻喉与口腔医学组副组长

中国艺术医学协会嗓音专业委员会副主任委员

《听力学及言语疾病杂志》副主编

《中华耳鼻咽喉头颈外科杂志》等 4 部核心期刊编委

美国嗓音医学杂志 *Journal of Voice* 编委

国际嗓音协会大中国区常务副主席

国际言语及嗓音学会（IALP）委员

出版专业著作共 30 余部，其中主编 4 部（英文 1 部），副主编 6 部，主译 1 部

审阅者简介

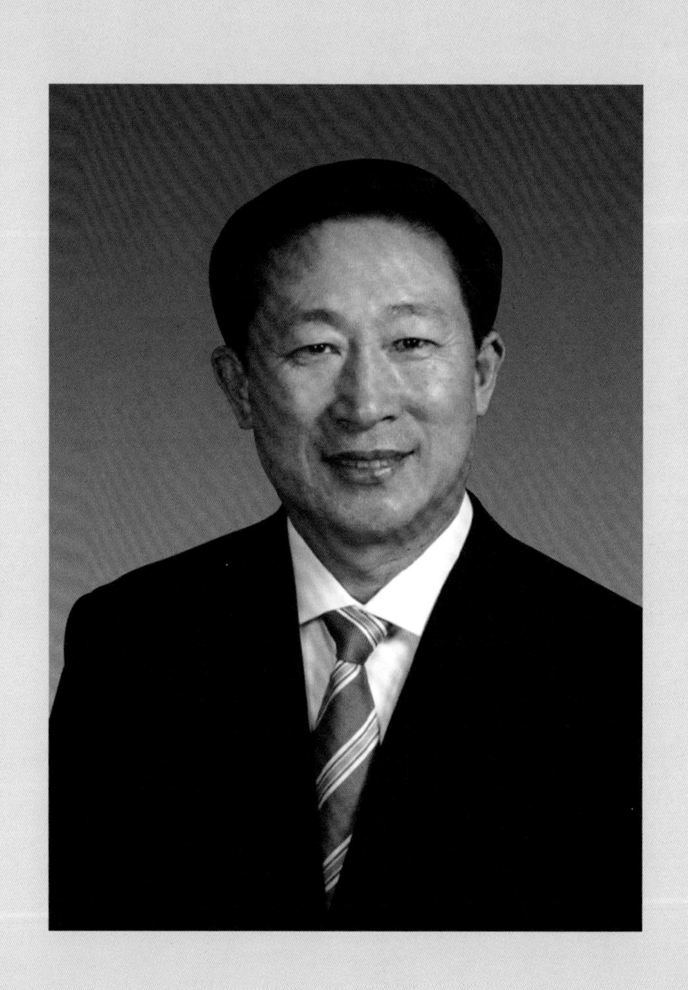

韩德民

中国工程院院士

医学博士与医学哲学博士

博士研究生导师

国家防聋治聋技术指导组组长

国家科学技术奖励委员会委员

中国医学科学院学部委员

中国医疗保健国际交流促进会会长

华夏医学科技奖理事会理事长

教育部耳鼻咽喉头颈外科重点实验室主任

世界卫生组织（WHO）防聋合作中心主任

国家临床重点专科主任

首都医科大学耳鼻咽喉科学院院长

中华医学会耳鼻咽喉 -头颈外科学分会前任主任委员

中国医师协会耳鼻咽喉头颈外科医师分会名誉会长

国家耳鼻咽喉疾病临床医学研究中心学术指导委员会主任委员

前 言

由于喉部位置深在，生理功能复杂，病变多样，检查时需要借助一些特殊的方法评估其结构及生理功能变化。虽然内镜和影像学检查可以为医生提供直观的形态学信息，但对其复杂生理功能的检查对喉部疾病的诊疗不可或缺。肌电图检查是通过检测肌肉及其支配神经电生理活动来分析病变情况的重要检查。肌电图应用于临床已有近百年的历史，喉肌电图研究和临床应用始于 20 世纪中期，1944 年 Weddell 首次将肌电图应用于喉肌检查，国内首先开展的学者为杨式麟、牟连才、田振明等。笔者团队自 2002 年开展喉肌电图及喉神经传导功能检查并应用于临床诊断，同时也进行了大量的临床与基础研究。目前喉肌电图在喉神经肌肉病变的诊断和辅助治疗中的作用日益为临床所重视。

喉肌电图是一种测试喉肌及其支配神经电活动的检查法，通过检测喉部在发声、呼吸、吞咽等不同生理活动时喉肌电生理活动的状况来判断喉神经、肌肉功能状态，为喉运动性发声障碍、吞咽障碍、痉挛性发声障碍及其他喉神经肌肉病变的诊断、治疗及预后的判定提供科学依据。喉肌电图检查对喉神经肌肉病变的诊断具有决定性作用，有助于辨别喉神经肌肉损伤的程度及部位，确定声带运动障碍的性质［如器质性（神经肌肉麻痹或环杓关节异常）或功能性］，评估预后。由于喉肌电图检查操作具有一定困难，操作和诊断需一定的电生理学基础，以及神经内科医师的协助，目前该技术尚未广泛应用于临床，广大耳鼻咽喉科医生亟待掌握其规范的检查和诊断解读方法，从而提高诊疗水平。

本书为目前国内唯一专门针对喉肌电图检查技术进行深度解读的原创专著。全书共 17.1 万字，200 幅原创临床图片，包括大量肌电图和频闪喉镜照片，图文并茂。辅以 18 例详尽分析的临床案例，解读喉肌电图基础知识及临床应用的经验。本书具体内容分为两篇：一是喉肌电图检查基础，二是异常喉肌电图与病例精解。

● 喉肌电图检查基础包括：喉部应用解剖和生理，肌电图记录仪和电极，针电极肌电图及其评价参数的介绍，喉肌电图检查的基本原理、基本操作，喉神经传导功能检查，其他电生理检测（包括重复神经刺激、单纤维肌电图），以及肌电图检查原则及注意事项等。

● 异常喉肌电图与病例精解：从临床特征和病例精解两个维度帮助读者生动立体地理解喉肌电图检查在声带麻痹、声带麻痹合并后组脑神经损伤、声带机械性运动障碍、喉肌病、重症肌无力、痉挛性发声障碍、功能性发声障碍中的应用。

本书临床指导性强，将电生理理论、技术与临床实践相结合，为广大耳鼻咽喉科专业医师、年轻医师、基层医师、研究生及其他相关电生理专业人员提供了一册精炼明了、即读即用的临床喉肌电图技术解读参考书。

本书能够最终成稿，是集合前辈们的指导、同道们的探索与我们二十余载的实践所得。首先感念原空军总医院田振明教授亲临传授，使我们的喉肌电图检查工作得以启航；感谢团队成员的不懈努力与坚持；感谢首都医科大学附属北京同仁医院神经内科团队协作与帮助。本书编写过程中，程丽宇、林毓鸿、胡蓉、李雪岩等做了大量繁琐、细致的工作，赵安琪绘制部分示意图；同时还得到首都医科大学附属北京天坛医院、北京神经外科研究所乔慧教授团队的专业指导与无私帮助。特此致以深深的谢意。最后感谢首都医科大学附属北京同仁医院耳鼻咽喉头颈外科中心同仁们的鼎力支持，感谢韩德民院士一如既往的指导与鞭策。

徐文

2022 年 9 月

目 录

第一篇 喉肌电图检查基础 ······ 001
Basis of Laryngeal Electromyography

第一章 喉部应用解剖 Anatomy of Larynx ······ 002

第一节 喉软骨及关节 Laryngeal Cartilages and Joints ······ 002

一、喉软骨 ······ 002

二、喉关节 ······ 005

第二节 喉韧带及膜 Laryngeal Ligaments and Membranes ······ 006

第三节 喉肌 Laryngeal Muscles ······ 007

一、喉外肌 ······ 007

二、喉内肌 ······ 008

三、喉肌纤维分型 ······ 012

第四节 喉神经 Laryngeal Nerves ······ 013

一、喉上神经 ······ 013

二、喉返神经 ······ 014

三、交感神经 ······ 016

四、交通支 ······ 017

五、后组脑神经 ······ 018

第五节 喉血管及淋巴 Laryngeal Vessels and Lymphatic Drainages ······ 021

一、血管 ······ 021

二、淋巴 ······ 021

第六节 喉黏膜及喉腔 Laryngeal Mucosa and Laryngeal Cavity ······ 021

一、喉黏膜……021
二、喉腔……022

第二章 喉部生理 Physiology of Larynx ……024

一、发音功能……024
二、呼吸功能……026
三、保护功能……026
四、辅助吞咽功能……027
五、喉与循环反射……028
六、情绪表达……028

第三章 喉肌电图检查 Laryngeal Electromyography ……029

第一节 肌电图检查概述 Overview ……029

第二节 肌电图记录仪和电极 Recording System and Electrode in Electromyography ……031

一、肌电图记录仪……031
二、电极……032

第三节 针电极肌电图检查 Needle Electromyography ……038

一、评价参数……038
二、异常肌电图表现……041

第四节 喉针电极肌电图检查 Laryngeal Needle Electromyography ……048

一、操作方法……049
二、肌电图特征……053

第五节 喉神经传导功能检查 Laryngeal Nerve Conduction Study ……057

一、基本原理……058
二、基本操作……059
三、神经诱发电位特征……060

第六节 其他电生理检查 Other Electrophysiological Examinations ……065

一、重复神经刺激……065
二、单纤维肌电图……066

第七节 肌电图检查原则及注意事项 Principles and Precautions in Electromyography ……067

一、基本原则……067

二、肌电图检查的安全性和注意事项 …… 067

第二篇 异常喉肌电图与病例精解 …… 069
Abnormal Laryngeal Electromyographic Manifestation and Case Study

第四章 声带麻痹 Vocal Fold Paralysis …… 070
一、临床特征 …… 070
二、病例精解 …… 078
病例 1 …… 078
病例 2 …… 080
病例 3 …… 082
病例 4 …… 084
病例 5 …… 086

第五章 声带麻痹合并后组脑神经损伤
Vocal Fold Paralysis with Lower Cranial Nerves Injury …… 092
一、临床特征 …… 092
二、病例精解 …… 093
病例 6 …… 093
病例 7 …… 096
病例 8 …… 100

第六章 声带机械性运动障碍 Mechanical Vocal Fold Immobility …… 104
第一节 杓状软骨脱位 Arytenoid Dislocation …… 104
一、临床特征 …… 104
二、病例精解 …… 106
病例 9 …… 106
病例 10 …… 108
病例 11 …… 112
第二节 声门后部狭窄 Posterior Glottic Stenosis …… 115
一、临床特征 …… 115
二、病例精解 …… 116
病例 12 …… 116

第三节 喉软骨肿瘤 Laryngeal Chondroma ……119
一、临床特征……119
二、病例精解……120
病例 13 ……120

第七章 喉肌病 Laryngeal Myopathy …… 125
一、临床特征……125
二、病例精解……125
病例 14 ……125

第八章 重症肌无力 Myasthenia Gravis …… 129
一、临床特征……129
二、病例精解……131
病例 15 ……131

第九章 痉挛性发声障碍 Spasmodic Dysphonia …… 137
一、临床特征……137
二、病例精解……140
病例 16 ……140

第十章 功能性发声障碍 Functional Dysphonia …… 147
一、临床特征……147
二、病例精解……147
病例 17 ……147
病例 18 ……151

参考文献 Reference …… 155

附录 Appendix …… 160
首都医科大学附属北京同仁医院喉肌电图检查报告示例
LEMG Assessment Report in Beijing Tongren Hospital

汉英索引 Index ……161

第一篇 喉肌电图检查基础

Basis of Laryngeal Electromyography

由于咽喉部位置深在,生理功能复杂,检查时需要借助一些特殊的方法评估其结构及生理功能变化。在进行咽喉部检查前,应先询问病史、分析症状,同时要关注患者的全身情况。喉镜检查是咽喉部疾病诊断的基础,包括间接喉镜、纤维喉镜、电子喉镜、频闪喉镜、窄带成像内镜、直接喉镜等检查。在此基础上还要进一步进行专业的嗓音及吞咽功能等评估。临床嗓音功能评估主要包括:嗓音质量的主、客观评估,嗓音相关生活质量评估,声带振动特征评价,喉神经肌肉电生理功能评估,空气动力学评估,咽喉反流(pH 监测)评估等方面。

喉肌电图检查(laryngeal electromyography,LEMG)是通过客观检测喉部在发音、呼吸、吞咽等不同生理活动时喉肌生物电活动的状况,判断喉部神经、肌肉功能,为喉部相关神经肌肉病变的诊断、治疗及预后提供依据。本篇首先简要介绍喉部解剖及生理功能,在此基础上详细阐述肌电图检查基础知识及喉肌电图特征。

第一章　喉部应用解剖　Anatomy of Larynx

喉(larynx)存在于用肺呼吸的脊椎动物中，位于颈前正中、舌骨下方，上通喉咽，下接气管。喉上端为会厌上缘，下端为环状软骨下缘，前面为舌骨下肌群，后为咽及颈椎的椎体，两侧为颈部的大血管神经束及甲状腺侧叶。喉是以软骨为支架，附以肌肉、韧带、纤维组织及黏膜等构成的一个锥形管腔状器官。在成年男性，喉的位置相当于第3～6颈椎椎体平面，高约8cm，在女性及儿童其位置稍高。

第一节　喉软骨及关节　Laryngeal Cartilages and Joints

一、喉软骨

构成喉支架的软骨共有9块，形状大小不同，单个而较大的有甲状软骨、环状软骨及会厌软骨，成对而较小的有杓状软骨、小角软骨及楔状软骨。此外，尚有数目不定的籽骨及麦粒软骨(图1-1)。

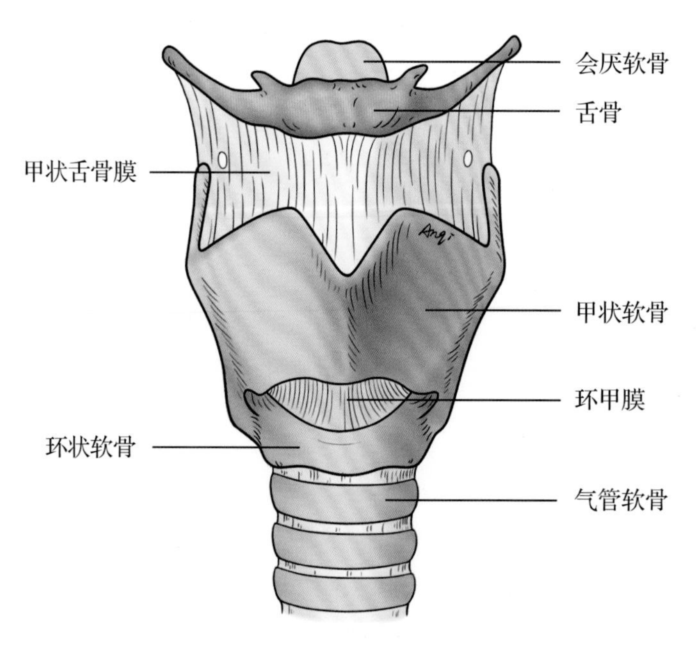

A. 前面观

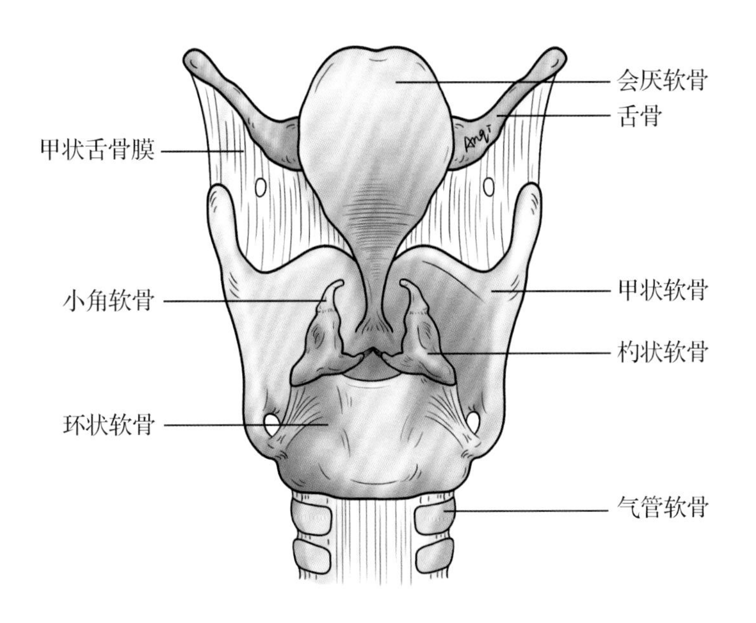

B. 后面观

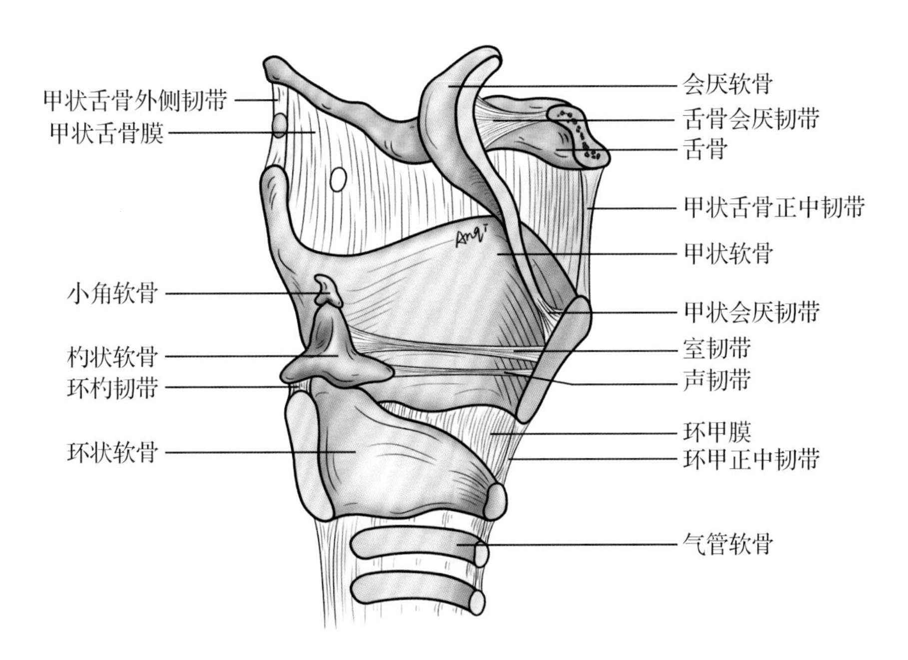

C. 内侧面观

图 1-1　喉软骨、韧带及膜示意图

1. 会厌软骨　会厌软骨(epiglottic cartilage)位于舌骨及舌根后面,上宽下窄形如树叶,在喉入口前上方,表面有神经和血管穿过的小孔。会厌软骨的下部为会厌软骨茎,其下端通过甲状会厌韧带连接于甲状软骨交角内面上切迹下方。会厌软骨上缘游离,成人多平展,而儿童的较软、两侧缘向内卷曲。会厌前面略向舌部突出,后面凹陷对向喉腔,由前下向后上倾斜。两侧黏膜与杓状软骨相连构成杓会厌襞,与会厌上缘构成喉入口的上界。会厌结节是会厌黏膜及其下的结缔组织形成的隆起,位于会厌喉面的根部、紧接室带在甲状软骨附着处的上方。会厌软骨前后覆以黏膜构成会厌,为喉入口的活瓣,吞咽时会厌向下封闭喉入口,保护呼吸道。

2. 甲状软骨　甲状软骨(thyroid cartilage)为喉软骨中最大的一块,由左右对称的四方形甲状软骨板组成,构成喉前壁和侧壁的大部分。甲状软骨板的前缘在正中线上互相融合构成前角,后缘彼此分开。在甲状软骨板正中融合处的上方呈 V 形切迹,称甲状软骨切迹(thyroid notch),为颈部手术的一个重要标志。两侧甲状软骨板在前缘会合形成一定的角度。在男性其近似直角,上端向前突出,称为喉结(laryngeal prominence),为成年男性的特征,在女性则近似钝角。两侧甲状软骨板后缘各向上下两端延伸,形成上、下突起,上方称为上角,下方称为下角。甲状软骨上角较长,通过甲状舌骨外侧韧带与舌骨大角相连;下角较短,其末端内侧的小圆形关节面与环状软骨侧方的关节面相接,组成环甲关节。甲状软骨板的后缘钝圆,有茎突咽肌和腭咽肌附着。甲状软骨板的外侧面自后上向前下有一斜线,为甲状舌骨肌、胸骨舌骨肌及咽下缩肌的附着处,斜线上端为甲状上结节,下端为甲状下结节。

3. 环状软骨　环状软骨(cricoid cartilage)位于甲状软骨下方,是喉部唯一呈完整环形的软骨,形成喉腔下部的前壁、侧壁,特别是后壁的支架,对于支撑呼吸道,保持其通畅尤其重要。环状软骨如果损伤明显,常后遗喉狭窄。环状软骨前部细窄,名环状软骨弓,垂直径为 5～7mm,两侧向后延伸逐渐变宽,弓的前端正中两侧为环甲肌附着处;环状软骨后部高而呈方形为环状软骨板,垂直径为 2～3cm,构成喉后壁的大部。环状软骨板的下缘与环状软骨弓在同一水平,上部突入甲状软骨两侧板后缘之间。环状软骨板的上缘两侧各有一长圆形关节面,与杓状软骨构成环杓关节。环状软骨两侧、板与弓相接处的外侧各有一关节面,与甲状软骨下角形成环甲关节。环状软骨板的背面正中有一条自上而下的纵嵴，名正中嵴，食管纵肌部分纤维附于此，嵴的两侧各有一浅凹，称板凹，为环杓后肌的起始处。

环状软骨弓的上缘与甲状软骨下缘之间为环甲膜，膜前皮下有一淋巴结，称喉前淋巴结，可因喉癌转移而肿大。环状软骨下缘借环状软骨气管韧带与第一气管环相连。环状软骨弓也是气管切开手术的重要标志，其位置因年龄而异。

4. 杓状软骨 杓状软骨（arytenoid cartilage）形如三棱锥体，左右各一，可分为尖、底、两突及三面。杓状软骨尖部稍向内倾斜，小角软骨接于其上。杓状软骨底为半圆形凹槽，跨在环状软骨板上部的关节面上，组成环杓关节。大部分喉内肌起止于杓状软骨。杓状软骨的基底呈三角形，前角为声带突（vocal process），系声韧带及声带肌的附着处；外侧角为肌突（muscular process），环杓侧肌及部分甲杓肌外侧部的肌纤维附着于肌突侧部，环杓后肌附着于肌突后部，杓间肌附着于其底部的后内角。杓状软骨前外侧面不光滑，此面的下部有甲杓肌和环杓侧肌的部分肌纤维附着，内侧面较窄而光滑，构成声带后端的软骨部分，约占声带全长的 1/3。

5. 小角软骨 小角软骨（corniculate cartilage）系细小的软骨，位于杓状软骨顶端，居杓会厌襞后端，从表面观察该处黏膜较膨隆，称小角结节。

6. 楔状软骨 楔状软骨（cuneiform cartilage）位于杓会厌襞内、小角软骨之前，可能缺如。

在喉的软骨中，甲状软骨、环状软骨和杓状软骨的大部分为透明软骨，可发生骨化。会厌软骨、甲状软骨中央部、杓状软骨声带突和尖部为弹性软骨，其余均属纤维软骨，会发生钙化。甲状软骨于 18 岁开始出现骨化，最先发生于后下角，逐渐向上向前发展，两侧翼板的中央最后发生骨化，骨化程度男性较女性明显。环状软骨骨化无明显性别差异，多先自背板上缘开始，很少发展至下缘。杓状软骨可完全骨化，一般男性多于女性，两侧常对称发生。喉软骨对喉功能的保护很重要，软骨表面覆有软骨膜，喉软骨及软骨膜对肿瘤向喉内发展有暂时性的限制作用。

二、喉关节

喉软骨有两对关节，即一对环甲关节和一对环杓关节。

1. 环甲关节　环甲关节(cricothyroid joint)由甲状软骨下角内侧面的关节面与环状软骨弓、板相接处外侧的关节面构成。环甲关节是甲状软骨和环状软骨之间的两个共同支点,如甲状软骨和环状软骨前部的距离缩短,则后部的距离就有所增加,从而使环状软骨板后仰,附着于环状软骨背板上的杓状软骨也随之后仰,使声带的张力增加,加强了声门的闭合。如环甲关节活动障碍,必将影响声带的张弛,以致发音时声门不能紧闭而出现裂隙。若一侧环甲关节活动障碍或两侧活动不对称,在发音时声门出现偏斜,声门后部偏向患侧或活动较差一侧。

2. 环杓关节　环杓关节(cricoarytenoid joint)由环状软骨板上部的关节面与杓状软骨底部的关节面构成,是一对较为灵活的关节,对声带运动及声门的开闭起重要作用。对于环杓关节的活动形式有两种观点:一种认为杓状软骨在环状软骨上以环状软骨垂直轴为中心向外或向内作回旋运动以开闭声门;另一种认为杓状软骨沿着环状软骨背板上的关节面呈上下、内外、前后滑动,两侧杓状软骨互相远离或接近以开闭声门。回旋运动和滑动是密切相关的。与此同时,杓状软骨还有一定程度向内或向外偏跨的配合活动。

第二节　喉韧带及膜　Laryngeal Ligaments and Membranes

喉软骨之间由纤维韧带组织相连接,主要如下(图 1-1):

1. 甲状舌骨膜　甲状舌骨膜(thyrohyoid membrane)为连接舌骨与甲状软骨上缘的薄膜,为弹性纤维组织构成。甲状舌骨膜的中央部分增厚,为甲状舌骨正中韧带,两侧较薄,有喉上神经内支及喉上动脉、静脉经此入喉。甲状舌骨膜的后外侧缘增厚部分为甲状舌骨外侧韧带。

2. 喉弹性膜　喉弹性膜(membrana elastica larynx)为一宽阔展开的弹性纤维组织,为喉黏膜固有层的一部分,分为上、下两部。自喉入口以下至声韧带以上为上部称方形膜,较薄弱;在室带边缘增厚的部分,为室韧带(ventricular ligament)。室韧带前端附着于甲状软骨交角内面、声韧带附着处的上方,后端附着于杓状软骨前外侧面的中部。喉弹性膜下部为喉弹性圆锥(elastic cone of larynx),是一层坚韧而具弹性的结缔组织薄膜,其下缘分为两层,内层附着于环状软骨的下缘,外层附着于环状软骨的上缘。向上，此膜前方附于甲状软骨交角内面的近中间处，后方附着于杓状软骨声带突，其上缘两侧各形成一游离缘，称声韧带（vocal ligament）。在甲状软骨下缘与环状软骨弓上缘之间，弹性圆锥前部的、可伸缩的、裸露在两侧环甲肌之间的部分为环甲膜（cricothyroid membrane），其中央增厚而坚韧的部分称环甲正中韧带（median cricothyroid ligament），为环甲膜切开术入喉腔之处。

3. 甲状会厌韧带　甲状会厌韧带（thyroepiglottic ligament）连接会厌下端与甲状软骨，由弹性纤维组成，厚而坚实。

4. 舌会厌正中襞　舌会厌正中襞（median glossoepiglottic fold）系自会厌舌面中央连接舌根的黏膜襞，两侧各有舌会厌外侧襞。在舌会厌正中襞与外侧襞之间，左右各有一凹陷，称为会厌谷（epiglottic vallecula），吞咽时流质及半流质食物常将其充满，也为易存留异物之处。

5. 杓会厌襞　杓会厌襞（aryepiglottic fold）自会厌两侧连向杓状软骨，构成喉入口的两侧缘。在此襞后外下方，每侧有一凹陷，名梨状窝（pyriform sinus），尖锐异物也易停留此处。喉上神经经梨状窝的前壁和底部，在黏膜下形成一斜向内下行走的襞，称喉上神经襞，然后分出细支到达喉上部。临床上常于梨状窝内涂抹表面麻醉药，可以麻醉喉上神经。

6. 环杓后韧带　环杓后韧带（posterior cricoarytenoid ligament）为环杓关节后面的纤维束。

7. 环状软骨气管韧带　环状软骨气管韧带（cricotracheal ligament）为连接环状软骨下缘与第 1 气管环上缘的纤维膜。

第三节　喉肌　Laryngeal Muscles

喉的肌肉分为喉外肌及喉内肌两组，均为横纹肌。除杓横肌为单块外，均成对存在。

一、喉外肌

喉外肌（extrinsic laryngeal muscles）连接喉与周围结构，包括附着于颅底、舌骨、下颌骨、喉及胸骨的肌肉。以舌骨为中心可将喉外肌分为舌骨上肌群和舌骨下肌群,前者包括二腹肌、茎突舌骨肌、下颌舌骨肌和颏舌骨肌,后者包括胸骨舌骨肌、胸骨甲状肌、甲状舌骨肌和肩胛舌骨肌。喉外肌的作用是使喉体上升或下降,同时使喉固定,并对吞咽、发音起辅助作用。咽中缩肌等舌骨上方的肌肉可使喉随舌骨上升而上升。发音时,在胸骨甲状肌的共同作用下,当舌骨固定时,使甲状软骨向前、下方倾斜,从而增加声带的张力。

二、喉内肌

喉内肌(intrinsic laryngeal muscles)起点及止点均在喉部,收缩时使喉的相关软骨运动。喉内肌根据其功能分成以下 4 组(图 1-2)。

(一)使声门开大肌群

使声门开大肌群主要为环杓后肌(posterior cricoarytenoid muscle,PCA),其位于环状软骨板背面,左右各一。起于环状软骨背面之浅凹,分内、中、外三部分纤维,止于杓

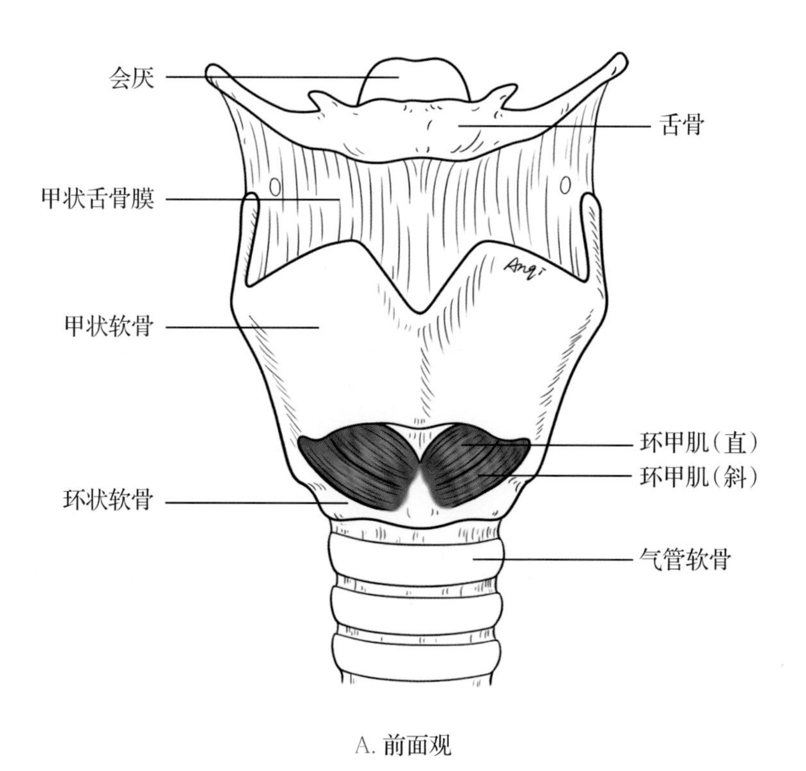

A. 前面观

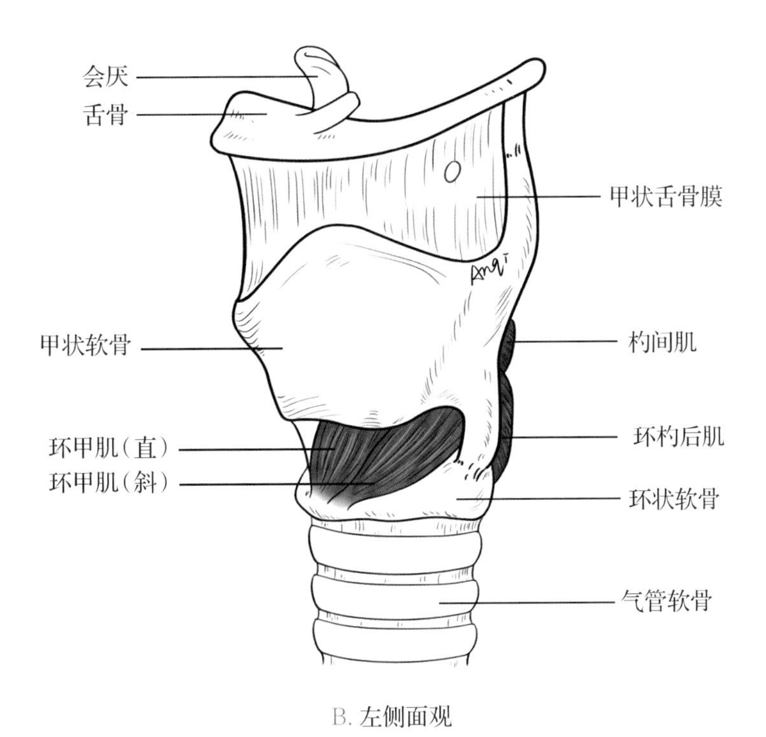
会厌
舌骨
甲状舌骨膜
甲状软骨
杓间肌
环甲肌（直）
环甲肌（斜）
环杓后肌
环状软骨
气管软骨

B. 左侧面观

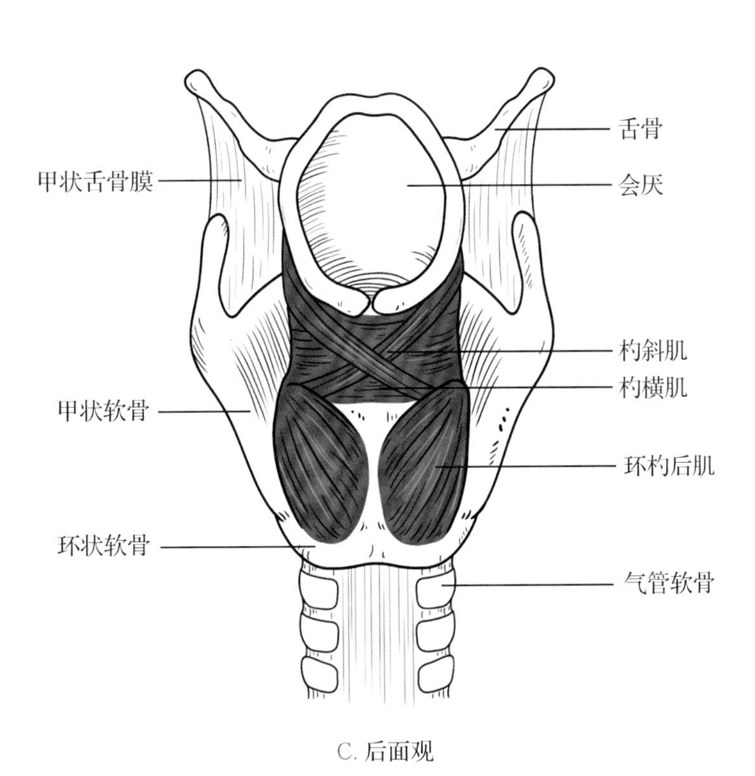
舌骨
甲状舌骨膜
会厌
杓斜肌
杓横肌
甲状软骨
环杓后肌
环状软骨
气管软骨

C. 后面观

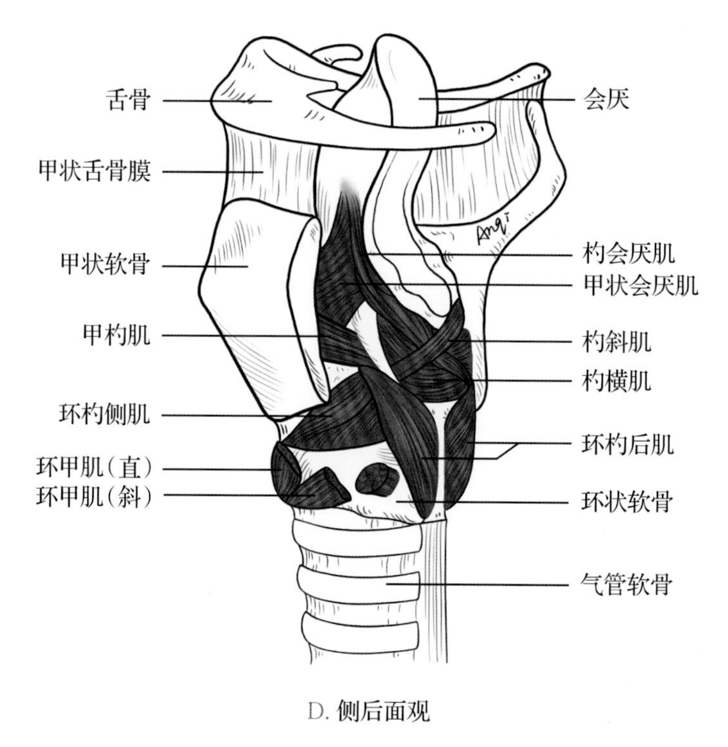

D. 侧后面观

图 1-2 喉部肌肉示意图

状软骨肌突后部。环杓后肌收缩时向内下方牵拉杓状软骨的肌突，使杓状软骨向外移动、滑动和转动，使声带突向后、上、外转动，声带外展、声门开大，并使声带紧张。环杓后肌为喉内肌中唯一的外展肌，如两侧声带同时麻痹，则可能发生呼吸道阻塞。环杓后肌由两种肌纤维组成，即吸气时收缩的期相纤维和整个呼吸过程中均有活动的张力纤维，声带的活动由两种纤维的协调活动来共同完成：吸气时期相纤维收缩而声带外展，呼气时张力纤维活动减弱，声带被动回到中间位。

（二）使声门关闭肌群

使声门关闭肌群由环杓侧肌和杓间肌组成。

1. 环杓侧肌 环杓侧肌（lateral cricoarytenoid muscle，LCA）紧贴在弹性圆锥的外面，外侧被甲状软骨所遮盖，起于环状软骨弓两侧的上缘，向上、向后止于杓状软骨肌突的前面。环杓侧肌收缩时，声带突内转向中央会合使声带内收、声门裂的膜间部关闭，声门的后 1/3（软骨间部）则呈三角形开大。

2. 杓间肌 杓间肌(interarytenoid muscle,IA)又称杓肌,为杓横肌和杓斜肌的合称。杓横肌起于一侧杓状软骨后外侧缘,止于对侧杓状软骨后外侧缘。杓斜肌成X形位于杓横肌后方,起于一侧杓状软骨肌突,止于对侧杓状软骨顶端。杓间肌收缩时使两侧杓状软骨靠拢,以闭合声门后部。

(三)使声带紧张或松弛肌群

使声带紧张或松弛肌群由环甲肌和甲杓肌组成。

1. 环甲肌 环甲肌(cricothyroid muscle,CT)呈三角形,起于环状软骨弓的前外侧、正中线两侧,斜向外上方,止于甲状软骨板下缘。环甲肌分为直部和斜部,直部在前,斜部位于直部外侧。环甲肌主要参与发音活动,收缩时甲状软骨和环状软骨弓接近,以环甲关节为支点增加杓状软骨和甲状软骨之间的距离,使甲杓肌拉紧、声带紧张度增加、音高提高,并有使声带略内收的作用。也有学者认为,发音时,环咽肌收缩,使环状软骨在脊柱前固定不动,而甲状软骨下缘向环状软骨弓接近;吞咽时,环状软骨弓向甲状软骨下缘靠近。

2. 甲杓肌 甲杓肌(thyroarytenoid muscle,TA)包括由甲状软骨至杓状软骨的所有肌纤维,起自甲状软骨板交角的内面及环甲正中韧带,止于两处:①止于声韧带及声带突的部分,名甲杓肌内侧部或声带部(也称声带肌或甲杓内肌),分两组肌纤维(一种从甲状软骨内面斜向后插入声带,称甲状声带肌;另一种从杓状软骨斜向前插入声带,称杓状声带肌,两组肌纤维相互交叉,以不同形式影响声带张力和位置);②止于杓状软骨外侧缘和肌突前内侧的部分,名甲杓肌外侧部,也称甲杓侧肌。甲杓肌的主要功能为调节声带张力,收缩时使杓状软骨内转,以缩短声带使声带松弛并使声门关闭。嗓音的音高与甲杓肌等的紧张度有关。亦有学者认为声带肌纤维分纵、横、斜三相肌纤维,可分段调节肌肉张力,使声带既可整体振动,又可部分振动,对于音高调节极为重要。

(四)使会厌活动肌群

使会厌活动肌群主要由杓会厌肌和甲状会厌肌组成。杓会厌肌(aryepiglottic

muscle）为一部分杓斜肌包绕杓状软骨顶部延展至杓会厌襞而成，该肌收缩使喉入口缩小。甲状会厌肌（thyroepiglottic muscle）为甲杓肌一部分延展于声带突及杓状软骨之外侧缘达杓会厌襞及会厌软骨外侧缘而成，其收缩使喉入口扩大。

各组喉内肌的主要功能虽不同，但在喉的功能活动中，是协调、统一的整体，缺一不可。例如，环杓后肌的功能主要与呼吸有关，吸气时收缩使声带外展。但近年发现环杓后肌亦参与发音活动，在发音时轻度收缩，起到稳定杓状软骨、维持声带发音位置的作用，使声带的内收稳定有力，从而有利于持久发音；环杓后肌亦有增加声带张力，调节音高和音强的作用。

三、喉肌纤维分型

人类的肌纤维根据其组化反应的不同，分成Ⅰ型纤维和Ⅱ型纤维两类。Ⅰ型纤维（又称慢肌纤维）对氧化酶反应较强，而对磷酸化酶以及ATP酶的反应均较弱。Ⅱ型纤维（又称快肌纤维）则正相反，根据其对ATP酶的反应又分为三个亚类——ⅡA、ⅡB、ⅡC。ⅡC类纤维主要构成胎儿前体细胞，极少见于成人。具有高氧化性的慢肌纤维能耐受疲劳，而糖酵解活性高、氧化酶低的快肌纤维则容易疲劳。肌线粒体多少代表细胞有氧代谢的高低，Berends研究发现，按线粒体由多到少的喉内肌依次为：杓间肌 > 环杓后肌 > 甲杓肌 > 环甲肌 > 环杓侧肌。

在由单侧喉返神经支配的喉内肌中，甲杓肌中与快速收缩有关的Ⅱ型纤维含量最多（可达65%），而耐疲劳的Ⅰ型纤维少（占35%），因此甲杓肌的快速收缩能力较强。环杓后肌的Ⅰ型纤维最多（达67%），而Ⅱ型纤维最少（占33%），环杓后肌含线粒体较多，其毛细血管的血流量亦较高，因此环杓后肌具有较强的缓慢持续收缩的能力。杓间肌受双侧喉返神经支配，肌肉结构与其他喉内肌不同，具有典型肌梭结构，梭外肌纤维类型与正常躯干肌相似，功能上有其特殊性，既可在呼吸、咳嗽、发音等活动中快速收缩，在平静状态下亦有部分肌纤维保持紧张状态，以维持喉的位置和声带的张力。由于杓间肌是受双侧喉返神经支配，不易受损伤，因此在单侧喉神经麻痹、喉关节固定等病变中杓间肌发挥了重要的代偿作用，有利于声门闭合。

第四节 喉神经 Laryngeal Nerves

喉的神经主要有喉上神经和喉返神经，为迷走神经的分支，此外还有交感神经。

迷走神经起自延髓，经颈静脉孔在颈静脉前方出颅，神经的后内侧大部分紧贴于颈静脉，下行至位于颈静脉孔下方的结状神经节（下神经节），从下神经节分出咽丛和喉上神经。

一、喉上神经

喉上神经（superior laryngeal nerve，SLN）由结状神经节发出，接受交感神经纤维，在颈动脉后方及咽壁之间下行，在舌骨大角处、距结状神经节约 2cm 处分为内、外两支（图 1-3）。喉上神经外支主要为运动神经，支配环甲肌及咽下缩肌，但也有感觉支穿过环甲膜分布至声带及声门下区前部的黏膜。喉上神经内支主要为感觉神经，在喉上动脉的后方穿入甲状舌骨膜，分布于会厌谷、会厌、声门后部的声门裂上下方、口咽、小部分喉咽及杓状软骨前面等处的黏膜，也可能有运动神经纤维支配杓间肌。北京市耳鼻咽喉科研究所解剖组（1971）观察了 100 例喉神经，喉上神经内支的后支 100% 有小分支发布至杓间肌的深部，内支有分支与喉返神经的后支吻合。

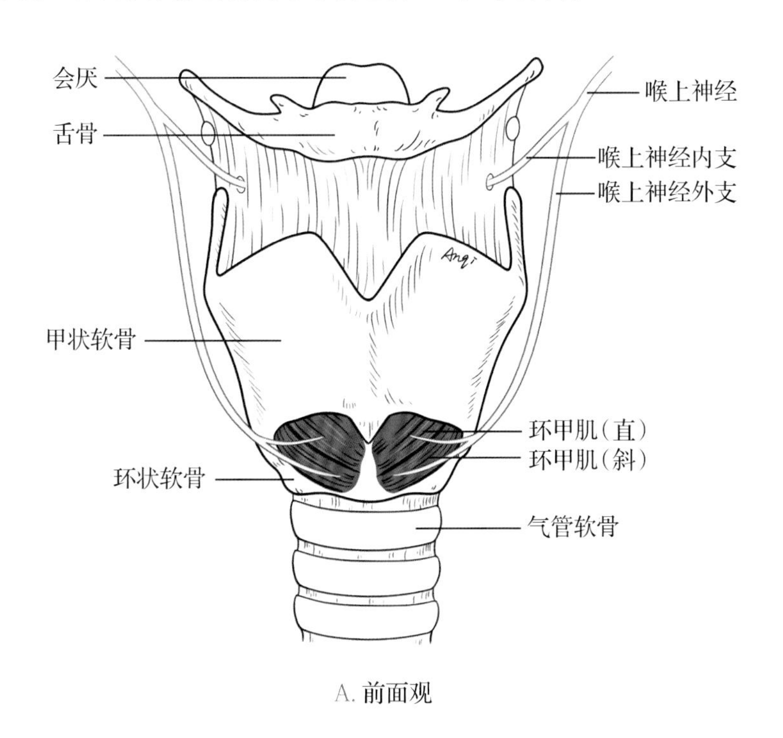

A. 前面观

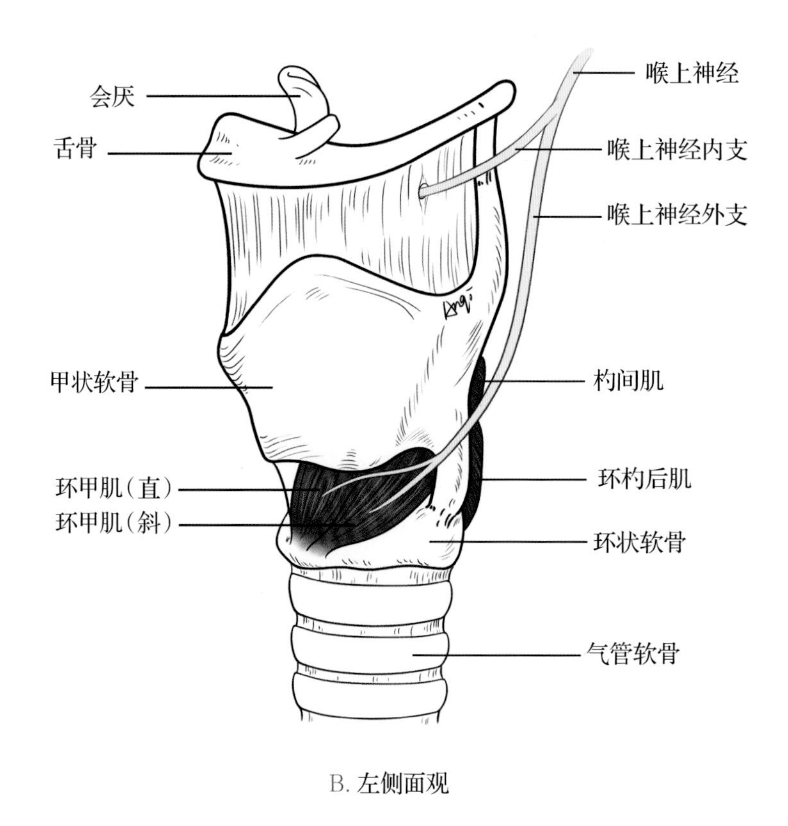

B. 左侧面观

图 1-3 喉上神经及其分支示意图

二、喉返神经

喉返神经（recurrent laryngeal nerve，RLN）发自迷走神经干的胸段。迷走神经下行后分出喉返神经。两侧喉返神经的径路不同：右侧喉返神经在右侧迷走神经经过右锁骨下动脉前方处发出，向下后方勾绕右锁骨下动脉上行，沿气管食管沟的前方上升，在咽下缩肌下方、环甲关节后方进入喉内；左侧喉返神经在左侧迷走神经跨越主动脉弓左前方时发出，向后勾绕主动脉弓下后方上行，然后沿气管食管沟上行，取与右侧相似的途径，至甲状腺侧叶下部的深面、环甲关节后方进入喉内。左侧喉返神经长约 12cm（从主动脉到环甲关节），而右侧长 5～6cm（从锁骨下动脉到环甲关节），左侧喉返神经径路较右侧长，故临床上损伤的概率也增加（图 1-4）。

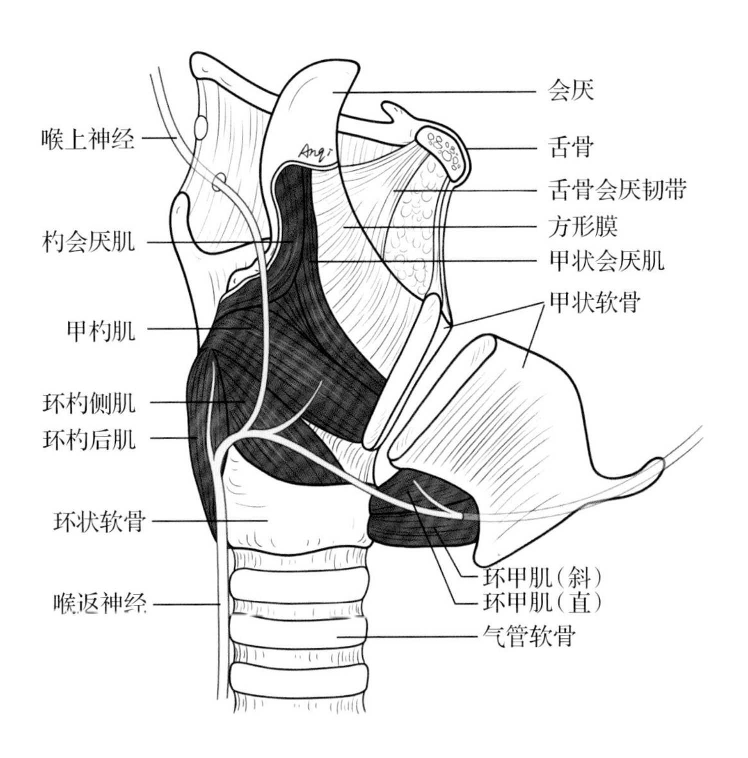
会厌
舌骨
喉上神经
舌骨会厌韧带
方形膜
杓会厌肌
甲状会厌肌
甲状软骨
甲杓肌
环杓侧肌
环杓后肌
环状软骨
环甲肌（斜）
环甲肌（直）
喉返神经
气管软骨

A. 剖面观

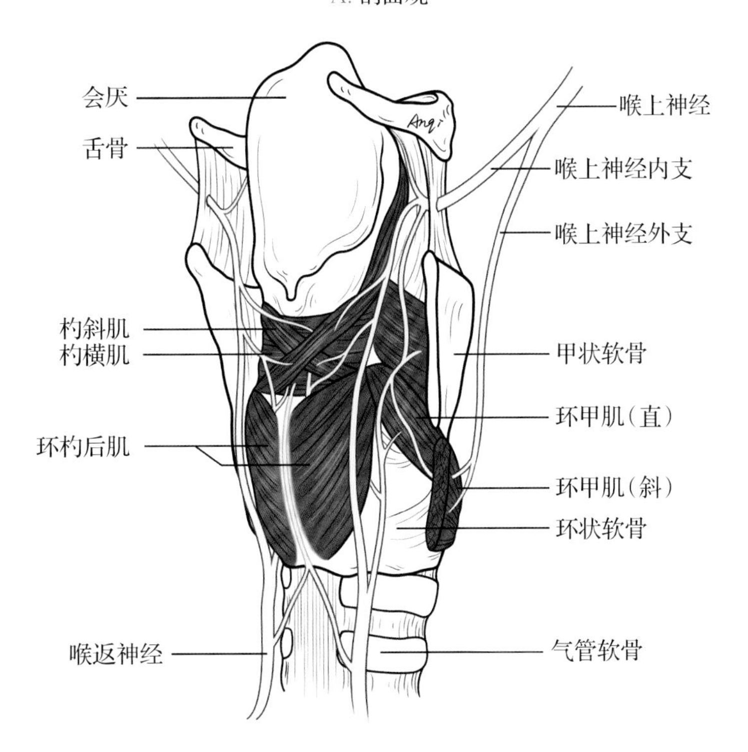
会厌
喉上神经
舌骨
喉上神经内支
喉上神经外支
杓斜肌
杓横肌
甲状软骨
环甲肌（直）
环杓后肌
环甲肌（斜）
环状软骨
喉返神经
气管软骨

B. 侧后面观

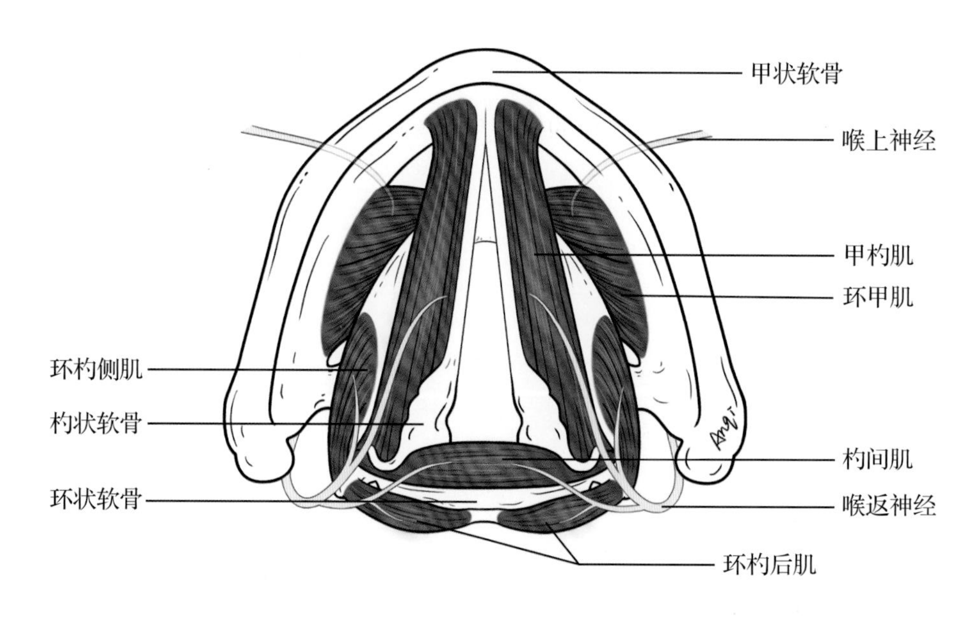

C. 上面观

图 1-4　喉神经及分支示意图

喉返神经主要为运动神经(包括前、后支),支配除环甲肌以外的喉内各肌。但也有感觉支分布于声门下、气管、食管及一部分喉咽的黏膜,部分喉返神经纤维与喉上神经内支吻合,形成 Galen 吻合支,司声门下黏膜的感觉。

喉返神经分支变异甚多,一般在环甲关节后面或内面分为前、后两支,但也常在环状软骨下出现喉外分支。据北京市耳鼻咽喉科研究所解剖组的观察,喉返神经绝大多数在喉外即开始分支,但真正入喉者均为两支:后支进入环杓后肌,支配环杓后肌及杓间肌,与喉上神经内支的分支吻合;前支在环甲关节后面上行进入环杓侧肌,支配除环甲肌、环杓后肌及杓间肌以外的喉内各肌。除杓间肌外,甲杓肌、环杓后肌、环杓侧肌均受单侧喉返神经支配。有学者认为,喉返神经也有运动神经纤维支配环甲肌。少数情况下,右侧喉返神经在甲状腺水平直接从迷走神经分离出来,这种变异的喉不返神经(nonrecurrent nerve)在甲状腺手术中极易受到损伤。

三、交感神经

交感神经(sympathetic nerve)由颈上神经节发出的咽喉支,通过咽神经丛,分布到喉的腺体及血管。

四、交通支

喉神经具有丰富的交通支，常见的类型包括 Galen 吻合支、杓丛、人语言交流神经、环状交通支及甲杓交通支等，以前两者最为常见（图 1-5）。

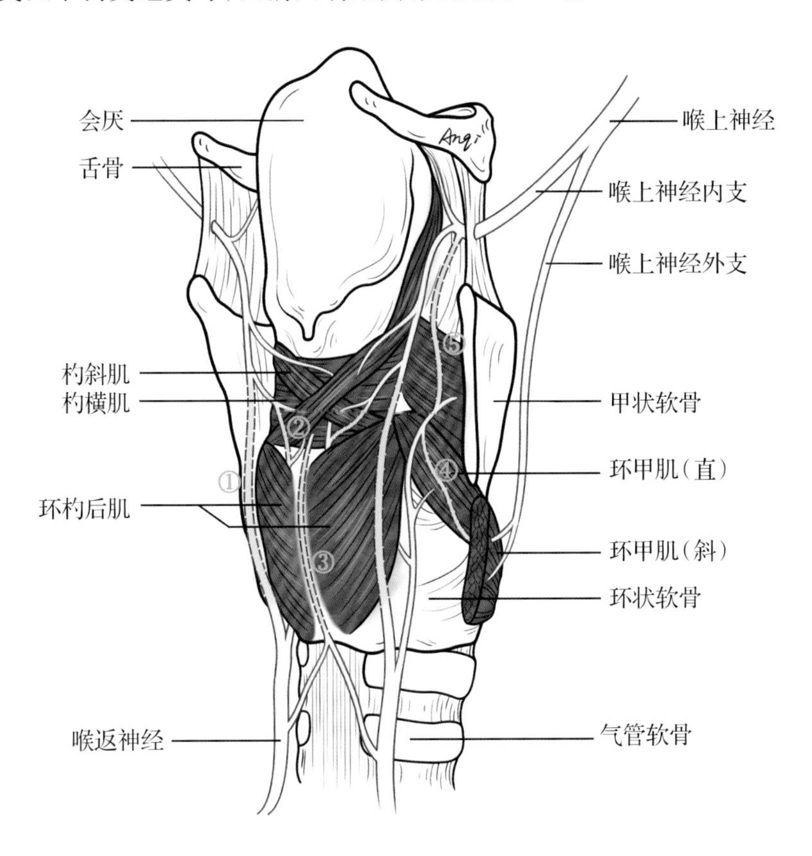

图 1-5　喉神经及交通支示意图（侧后面观）
① Galen 吻合支；②杓丛；③环状交通支；④人语言交流神经；⑤甲杓交通支

1. Galen 吻合支　其为喉上神经内支的后部分支与喉返神经之间的吻合支，由解剖学家 Galen 最早提出，根据形态可分为单干型、双干型及丛状，以单干型最为常见。

2. 杓丛　其为连接喉返神经前支与喉上神经内支杓区分支的交通支。Galen 吻合支及杓丛可能与喉肌及喉部关节的本体感觉传导有关。

3. 人语言交流神经　其最早由 Dilworth 于 1921 年提出，为喉上神经外支与喉返神经之间的吻合支，其功能目前尚不明确，由于存在部分支配甲杓肌的运动神经纤维，有学者推测可能与甲杓肌的收缩及神经损伤后的声带位置有关。

4. 环状交通支　其连接起自双侧喉返神经的分支与杓丛深方上部，可能与声门下感觉传导及甲杓肌的运动支配有关。

5. 甲杓交通支 其连接喉返神经上升支与喉上神经内支前部分支的下降支。其生理功能尚不明确。此外，喉上神经内支与外支之间也存在交通支，其功能目前尚不清楚，可能与神经损伤后声带固定的位置有关。喉返神经与交感干间也可能存在交通支，可能与喉部的血管收缩及舒张有关。

有研究发现，这些交通支可为喉肌提供额外的神经支配，可能在喉神经损伤后的再生过程中发挥了一定作用。系统认识这些交通支有助于更好地解读喉镜结果，也有助于在进行颈部手术（如甲状腺手术）时对其进行相应的保护。目前对喉神经交通支的研究主要源于尸体解剖研究，其生理功能及机制有待进一步探究。

五、后组脑神经

后组脑神经（lower cranial nerves）包括第Ⅸ、Ⅹ、Ⅺ、Ⅻ对脑神经，依次为舌咽神经、迷走神经、副神经及舌下神经。

（一）舌咽神经

舌咽神经（glossopharyngeal nerve）的根丝连于延髓橄榄后沟上部，纤维向前外与迷走神经、副神经一起经颈静脉孔出颅后，先在颈内动、静脉间下降，继而呈弓形向前，绕茎突咽肌外侧，经舌骨舌肌深面达舌根。其分支包括鼓室神经、颈动脉窦支、舌支、茎突咽肌支、扁桃体支、咽支。

舌咽神经为混合性脑神经，含有3种感觉纤维成分及2种运动纤维成分。

（1）特殊内脏运动纤维：起自疑核，支配茎突咽肌和部分咽部肌肉。

（2）一般内脏运动纤维：起自延髓下泌涎核，在耳神经节交换神经元，节后纤维支配腮腺分泌。

（3）一般内脏感觉纤维：其神经元胞体位于颈静脉孔处的下神经节，周围突分布于舌后1/3、咽、扁桃体、咽鼓管、鼓室等处的黏膜，以及颈动脉窦和颈动脉小球。中枢突终于脑干孤束核下部，传导一般内脏感觉。

（4）特殊内脏感觉纤维：即味觉纤维，其神经元胞体位于颈静脉孔处的下神经节，周围突分布于舌后1/3的味蕾以及部分软腭，中枢突入脑后终于孤束核上部，传导味觉冲动。

（5）一般躯体感觉纤维：其神经元胞体位于颈静脉孔处的舌咽神经上神经节，周围突分布于耳后皮肤，中枢突入脑后终于三叉神经脊束核。

（二）迷走神经

迷走神经（vagus nerve）是行径最长、分布最广的混合性脑神经。

1. 成分　迷走神经含有一般内脏运动纤维、一般内脏感觉纤维、特殊内脏运动纤维及一般躯体感觉纤维四种纤维成分。

（1）一般内脏运动纤维：其起自延髓迷走神经背核，至脏器周围或器官内的副交感神经节交换神经元后，节后纤维分布于颈、胸和腹腔的脏器，控制平滑肌、心肌和腺体的活动。

（2）一般内脏感觉纤维：其神经元胞体位于颈静脉孔下方的迷走神经下神经节，周围突随一般内脏运动纤维分布，中枢突终于延髓孤束核。

（3）特殊内脏运动纤维：其起于延髓疑核，支配软腭和咽喉肌。

（4）一般躯体感觉纤维：其神经元胞体位于颈静脉孔的迷走神经上神经节，周围突主要分布于耳郭和外耳道的皮肤与硬脑膜，中枢突终于三叉神经脊束核。

2. 走行　迷走神经以多条神经根丝连于延髓橄榄后沟的中部，在舌咽神经稍后方经颈静脉孔出颅，出颅后迷走神经在颈部的颈动脉鞘内，于颈内静脉与颈内动脉或颈总动脉之间的后方下行至颈根部，经胸廓上口入胸腔。左侧迷走神经在左侧颈总动脉与左侧锁骨下动脉之间下行，越过主动脉弓的左前方，经左侧肺根的后方下行至食管前面分成许多细支。右侧迷走神经在右侧锁骨下动、静脉之间入胸腔，沿气管右侧下行，于右侧肺根后方达食管后面分出分支。

迷走神经的主要分支有：

（1）颈部的分支　主要分支包括喉上神经、颈心支、耳支、咽支和脑膜支。

1）喉上神经：是迷走神经在颈部最大的分支。

2）颈心支：分上、下两支，沿气管两侧下行，入胸腔后于心底部与交感神经的节后纤维构成心丛，调控心脏活动，其中上支还有分支至主动脉壁内，感受血压变化和化学刺激，称为主动脉神经或减压神经。

3）耳支：发自上神经节，含躯体感觉纤维，分布于耳郭后面及外耳道的皮肤，传导一般躯体感觉。

4）咽支：发自下神经节，含一般内脏感觉纤维和特殊内脏运动纤维，其与舌咽神经和颈交感干发出的咽支共同构成咽丛，支配咽缩肌、软腭肌运动及传导咽部黏膜的感觉。

5）脑膜支：发自迷走神经上神经节，分布于颅后窝硬脑膜，传导一般躯体感觉。

（2）胸部的分支：主要包括喉返神经、支气管支、食管支和胸心支。胸心支在此不作详述。

1）喉返神经：为迷走神经入胸腔后的分支。

2）支气管支、食管支：为一些细小分支，分别加入肺丛和食管丛，之后再发出分支至气管、食管和胸膜，传导内脏感觉及平滑肌的运动和腺体分泌。

（3）腹部的分支：主要包括胃前支、肝支、胃后支和腹腔支。

（三）副神经

副神经（accessory nerve）为运动性神经，含特殊内脏运动纤维，起自疑核（脑根）和副神经核（脊髓根）。延髓根的纤维加入迷走神经，支配咽喉肌。脊髓根自脊髓前、后根之间出脊髓，在椎管内上行，自枕骨大孔入颅腔，与延髓根合成副神经一起经颈静脉孔出颅。出颅后，经颈内动、静脉之间行向后外下方，由胸锁乳突肌上部内侧分出一支进入该肌，再经胸锁乳突肌后缘上、中 1/3 交点处浅出，斜向后下，于斜方肌前缘中、下 1/3 交点处至斜方肌深面，分支支配这两块肌肉。

（四）舌下神经

舌下神经（hypoglossal nerve）为运动性神经，由一般躯体运动纤维组成，起于延髓舌下神经核，经延髓锥体与橄榄体之间的前外侧沟出脑，经舌下神经管出颅。出颅后下行于迷走神经外侧，颈内动、静脉之间至舌骨上方，呈弓形行向前内，沿舌骨舌肌浅面分支进入舌内，支配舌内肌和大部分舌外肌。

第五节 喉血管及淋巴 Laryngeal Vessels and Lymphatic Drainages

一、血管

喉的血管来源有二：一为甲状腺上动脉（来自颈外动脉）的喉上动脉（superior laryngeal artery）和环甲动脉（喉中动脉）；一为甲状腺下动脉（来自锁骨下动脉）的喉下动脉（inferior laryngeal artery）。喉上动脉在喉上神经的前下方穿过甲状舌骨膜进入喉内，供应喉上部黏膜和肌肉。环甲动脉与喉上神经外侧支伴行，自环甲膜上部穿入喉内。喉下动脉随喉返神经于环甲关节后方进入喉内。喉的静脉与动脉伴行，汇入甲状腺上、中、下静脉。

二、淋巴

喉的淋巴分为两个高度分隔的系统，即浅层和深层淋巴系统。浅层淋巴系统为喉的黏膜内系统，左右互相交通。深层淋巴系统为喉的黏膜下系统，左右互不交通。声门区几乎没有深层淋巴组织，故将声门上区和声门下区的淋巴系统隔开，又因左右彼此互不交通，故喉的深层淋巴系统可分成4个互相分隔的区域：即左声门上、左声门下、右声门上、右声门下。儿童的淋巴管更发达（尤其婴儿阶段），既稠密又粗大。随着年龄的增长，喉的淋巴组织会出现一定程度的退化。

第六节 喉黏膜及喉腔 Laryngeal Mucosa and Laryngeal Cavity

一、喉黏膜

喉黏膜与喉咽及气管的黏膜相连续，不同部位黏膜的结构及厚度均有差异。在会厌喉面、小角软骨、楔状软骨及声带表面的黏膜表层与深层附着紧密，其他各处附着较疏松，特别是会厌舌面、杓会厌襞及声门下区最疏松，婴幼儿更为明显，故易发生肿胀或水肿。在声带、杓状软骨间部、会厌的舌面及部分喉面、部分杓会厌襞以及室带的游离缘等处黏膜为复层鳞状上皮，其余各处黏膜属纤毛柱状上皮，与气管黏膜相同。喉黏膜极为敏感，受异物刺激可引起咳嗽，将异物咳出。

除声带游离缘外，喉黏膜内有大量混合性腺体，特别是在会厌根部、杓会厌襞的前缘和喉室小囊等处的腺体更为丰富，分泌黏液以润滑声带。

二、喉腔

喉腔（laryngeal cavity）是由喉软骨支架围成的管状腔，上与喉咽腔相通，下与气管相连。以声带为界，喉腔分为声门上区、声门区和声门下区三部分（图1-6）。

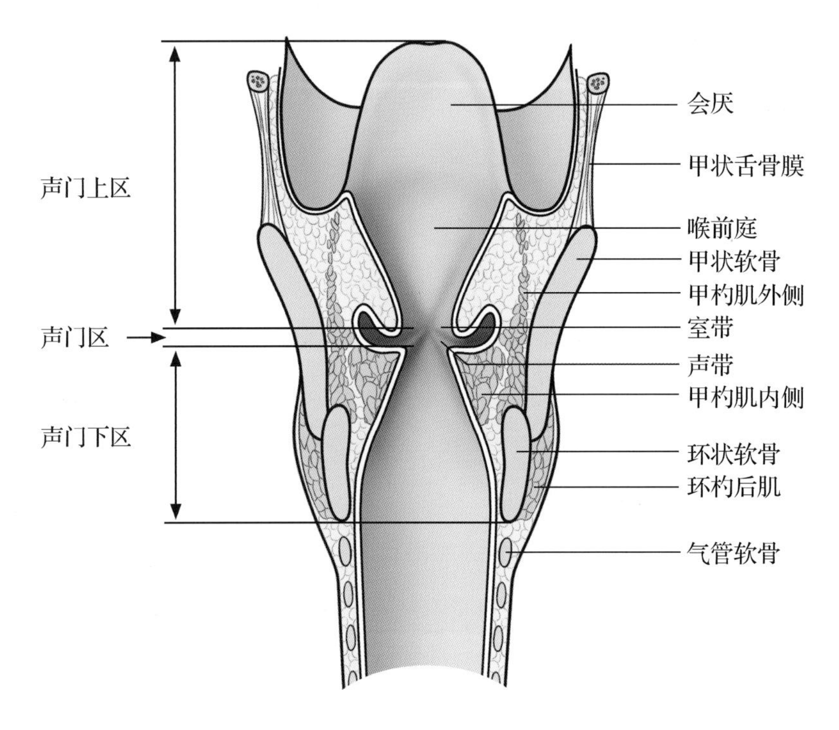

图1-6　喉腔示意图

（一）声门上区

声门上区（supraglottis）位于声带上缘以上，其上口呈三角形，称喉入口（laryngeal inlet），由会厌游离缘、杓会厌襞和位于其内的楔状软骨、小角结节及杓状软骨间部所围成。声门上区之前壁为会厌软骨，两侧壁为杓会厌襞，后壁为杓状软骨。介于喉入口与室带游离缘之间区域，又称喉前庭，上宽下窄，前壁较后壁长。喉前庭的形状及大小可随吞咽及发音而变化，吞咽时会厌下降、喉前庭变小、声门关闭，发音时会厌上举，喉前庭也随之变大。

声门上区又可分为两个亚区：上喉区和上喉区以外的声门上区。前者包括舌骨上会厌、两侧杓会厌襞。后者包括舌骨下会厌喉面、室带及喉室。

1. 室带　室带（ventricular fold）亦称假声带，左右各一，位于声带上方，与声带平行。室带由黏膜、喉腺、室韧带及少量肌纤维组成，外观呈淡红色，前端起于甲状软骨板交角内面，后端止于杓状软骨前面。室带厚约 4mm，男性长 18mm，女性长 14mm。发音时室带边缘呈凸面向上的弧形，喉室入口开大，黏液流出使声带润滑；呼吸时室带边缘展直，喉室入口呈裂隙状。

2. 喉室　喉室（laryngeal ventricle）位于声带和室带之间，开口呈椭圆形的腔隙，其前端向上向外延展成一小憩室，名喉室小囊或喉室附部，为喉囊退化的残余部分，其大小和范围具有个体和年龄差异。喉室处有黏液腺，可分泌黏液以润滑声带。

（二）声门区

声门区（glottis）位于声带之间，包括两侧声带、前连合、杓状软骨和后连合。声带（vocal fold）位于室带下方，左右各一，由黏膜、声韧带和声带肌组成。喉镜下声带呈白色带状，边缘整齐。声带前端位于甲状软骨板交角的内面，两侧声带在此融合成声带腱，称前连合（anterior commissure）。声带后端附着于杓状软骨的声带突，可随声带突的运动而开大或闭合。声带开大时，出现一个等腰三角形的裂隙，称为声门裂，简称声门，空气由此进出，为喉最狭窄处。声门裂的前 2/3 位于两侧声韧带之间者称膜间部，后 1/3 位于两侧杓状软骨声带突之间者称为软骨间部即后连合（posterior commissure）。男性声带较女性长。成年男性的声带平均长度约为 21mm，成年女性声带长度约为 17mm。日本学者平野实对尸体声带测量的结果显示：新生儿声带全长为 2.5～3mm，膜部长 1.3～2mm，软骨部长 1.0～1.4mm，无性别差异。变声期声带因喉部迅速增大而被拉长，男性变化更为明显。到 20 岁时，声带的增长基本停止，男性全长 17～21mm，女性为 11～15mm；男性膜部长 14.5～18mm，女性为 8.5～12mm；男性软骨部长 2.5～3.5mm，女性为 2.0～3.0mm。

（三）声门下区

声门下区（infraglottis）为声带下缘以下至环状软骨下缘以上的喉腔，该腔上小下大。声门下区黏膜下组织疏松，炎症时容易发生水肿，常引起喉阻塞。

第二章　喉部生理 Physiology of Larynx

喉承担着发音、呼吸、保护及辅助吞咽等多项重要的生理功能，在人体生理活动中起着举足轻重的作用。

一、发音功能

人类发音时，在高级中枢神经系统调控之下，声门下气流振动声带产生原始的声音称为基音，后经咽腔、口腔、鼻腔及胸腔等共鸣器官的作用而增强，形成具有一定音高、音强等特征的嗓音；同时又经过口腔内舌、腭、唇、齿、颊等构音结构的构语作用形成言语。这一过程有赖于动力器官、发声器官、共鸣器官、构音器官及神经系统等整合协同才能完成。

（一）动力器官

呼气气流是发声的动力来源，气流的变化使发声时声门上下的气压产生差异，这种压差能提供克服声带内收阻力的能量，使声带振动，发出声音。呼吸道气流的变化有赖于胸廓和呼吸肌的运动。平静呼吸、说话或歌唱时的呼吸运动各有特点。说话或歌唱时呼吸比平静呼吸时需要更大容量的气体。平静呼吸时，呼吸量约为 500mL，说话时增至 1 000～1 500mL，而歌唱时可达 1 500～2 400mL。

（二）发声器官

发声器官又称振动器官，主要是喉和声带。喉是发音的主体，声带振动所产生的声音（即基音）为人类发音的基础。1741 年法国 Ferrein 进行离体喉研究，提出了“声带振动发声”这一现代嗓音学概念。

1958 年 Vanden Berg 用离体喉模型，提出了发声的肌弹力－空气动力学理论（myoelastic-aerodynamic theory），认为呼出气流是发声时冲开声门的动力，喉肌的主动收缩力及组织的弹性特性使声门关闭。嗓音的产生决定于呼出气流的压力与喉内肌肉的弹性组织力量之间的互相平衡作用，这种平衡作用的变化，可以导致音高、音强及音质发生改变。发音时，先吸气，使声带外展到中间位或外展位。开始呼气时喉内收肌收缩，两侧声带互相靠近，以对抗呼出气流的力量，使两者平衡。当声门逐渐缩小时，呼出气流的速度会逐步加快。声带之间气流速度增快，声带之间的气体压力会随之降低，这就是 Bernoulli 效应（Bernoulli's effect）。由于在声带之间形成的相对真空，双侧声带被牵拉接近，一旦声带靠拢在一起，气道被完全封闭，声门下方的气体压力持续增加，直至声门开放。声门再次开放后，声门下压力降低，声带因弹性及 Bernoulli 效应而恢复关闭。当声带再次闭合时，另一个周期又重新开始。由于声带有节律地开闭，产生一系列的振动，气流通过声门形成一系列有一定频率的喷气波，造成空气疏密相间的波动，形成声门波，即形成基频。声门波再经喉腔、口腔、鼻腔等共鸣器官放大与修饰，就形成嗓音。

1974 年 Hirano 提出的声带体层 - 被覆层理论（body-cover theory）认为：声带由被覆层 - 体层两个振动器组成，发声时声门下气流冲击声带，被覆层在相对固定的体层上振动，发生周期性的位移，产生自下而上的黏膜波动。振动自声带游离缘至声带上表面，声带前部内收，后部存在裂隙。声带振动是声门下气体驱动声带的力及肌力、弹性、Bernoulli 效应平衡作用的结果。声带的振动特征与声带的质量、张力、摩擦力、声带表面黏液层等许多因素有关。这一模式的提出，使人们对喉发音生理的研究与认知进入一个新的阶段。

（三）共鸣及构音器官

喉部产生的基音经过共鸣腔后泛音成分增加，形成悦耳的嗓音。声道是主要的共鸣部位，其中咽腔、口腔的形状可以调节，称为可调共鸣腔，是歌唱共鸣训练的主要部位。鼻腔和鼻窦等作为声道共鸣的补充，为不可调共鸣腔。口腔中舌、腭、唇、齿、颊等可变部分，在构音过程中又起了重要作用，通过调节这些结构的相对位置，改变口腔形状和大小，发出不同的元音和辅音，最终形成言语。

共鸣又根据部位及音高的不同分为：①头腔（颅）共鸣，即高音共鸣，共鸣部位包括鼻腔、鼻咽、鼻窦等；②胸腔共鸣，为低音共鸣，共鸣部位包括气管、支气管及肺等；③口腔共鸣，为中音共鸣，共鸣部位包括口腔、口咽腔及喉腔等。其中，喉腔不仅是发声器官，同时也参与共鸣作用。喉腔上提可缩短共鸣腔，喉室和喉室间腔则是原始声门音的转换器或滤波器。声乐上要求歌唱时三种共鸣均起作用，不同声部以某种共鸣为主。

（四）调控器官

嗓音的产生是在高级中枢神经系统调控下完成的一个连续的过程。发音时，高级中枢神经系统包括言语和艺术活动中枢发出指令，传递至位于大脑前回的运动皮层，运动皮层再发出一系列指令至脑干（网状结构）和脊髓的运动核，依次传递指令至呼吸肌、喉肌等。肌肉活动的结果是使发音器官运动而发音。锥体外系统也参与对呼吸和发音肌肉的精细调节。发音同时声音也传到发音者耳内，产生反馈，从而进一步协调各个器官的运动。在这些过程中自主神经系统也参与调节，同时嗓音与情绪变化、表情及肢体运动等复杂动作相对应，形成立体的表达形式。

二、呼吸功能

喉是呼吸的通道，也对气体交换的调节有一定作用。声门为喉腔最狭窄处，通过声带的内收及外展运动可改变声门裂大小。平静呼吸时，声带位于轻外展位，声门裂宽度约为 13.5mm。吸气时声门稍增宽，呼气时声门稍变窄。剧烈运动时，声带极度外展，声门开大，声门裂宽度约为 19mm，使气流阻力降至最小。呼气时受到阻力，可以增加肺泡内压力，有利于肺泡与血液中的气体交换。血液的 pH 及 CO_2 分压可以影响声门的大小。因此，喉对肺泡的换气及保持体液酸碱的平衡也有辅助作用。

喉的呼吸运动受大脑皮层和延髓呼吸中枢的双重调节，在肺内、气管和喉内分布着压力、化学感受器，产生的冲动沿迷走神经传入延髓的呼吸中枢，呼吸中枢发出冲动，通过疑核运动神经元，激活喉运动神经元，调控喉内收肌及外展肌的活动，调节声带的运动，改变声门裂的大小和呼吸道的阻力，从而调节呼吸的节律和深度。延髓对呼吸的控制为反射性的，而大脑皮层通过对呼吸中枢的兴奋和抑制可有意识地控制呼吸节律与深度。

三、保护功能

喉是呼吸道和消化道的汇合处，喉的特殊解剖位置，决定了其具有高度敏感的保护功能。喉的结构中，杓会厌襞、室带和声带类似瓣状组织，具有"括约肌"作用，有保护下呼吸道的功能。吞咽时，除了舌骨上肌群收缩促进喉上提外，甲状会厌肌和杓会厌肌的收缩使会厌向后下倾斜、杓会厌襞收缩关闭喉入口，构成最上层防线，防止食物、呕吐物及其他异物落入呼吸道。

室带具有活瓣的作用，当室带外侧的肌肉纤维收缩时，室带内缘可以相互接触，关闭喉的第二个入口。因室带上斜、下平的外形，使喉气流易进难出，辅助增加胸腔内压力，完成咳嗽及喷嚏等动作。此外，在排便、呕吐、分娩及举重时，胸部固定、腹腔压力升高，室带的"括约肌"作用也极为重要。

声带除参与发音外，亦具有保护功能。声带的"括约肌"作用组成喉的第三道防线。声带上面平坦，下面呈曲面，可阻碍空气进入，当声门下气压升高时，易使声门开放，空气难进易出，与室带作用相反。覆盖于声带上皮层的黏液纤毛毯在一定程度上还起到排出感染物的作用，由于声门下纤毛向上、向后不断摆动，黏液纤毛毯的流动在一个个循环中总是不断向上向后经过声门后部到达声门上方。上气道炎症时，声带的充血、水肿会影响声门的闭合和咳嗽反射等保护功能，从而降低喉的保护功能。

四、辅助吞咽功能

吞咽时，喉抬高、喉入口关闭，呼吸受抑制，咽及食管入口开放，这是一系列复杂的反射动作。食物到达下咽部时，刺激黏膜内的机械感受器，冲动经咽丛、舌咽神经和迷走神经的传入纤维到达延髓的孤束核，继而传至下脑干的网状系统和疑核。疑核通过传出神经纤维，使喉内收肌收缩，同时抑制环杓后肌的活动，使声门紧闭，声带拉紧；脑干的网状系统抑制吸气神经元，使呼吸暂停。如果食物进入喉入口（常发生于婴儿）则会刺激喉上区域黏膜的感受器而增强这种反射。喉外肌亦参与吞咽反射，正常吞咽时，由于甲状舌骨肌的收缩和环咽肌的松弛，使甲状软骨与舌骨接近，喉部抬高。通过X线观察，当食团积聚于会厌上时，喉和舌骨向上，同时舌骨旋转，其大角呈水平位，使会厌倒向咽后壁，阻止食物外溢；在吞咽时，随着食团向下移动，舌骨体进一步向甲状软骨靠近，此时喉腔前后径约为平静呼吸时的1/3。最后，位于食团通道中的会厌下降，关闭喉入口。

五、喉与循环反射

主动脉压力感受器的传入神经纤维，经过喉的深部组织、交通支、喉返神经感觉支传至中枢，其传出纤维为迷走神经背核和疑核发出的副交感神经纤维，这些纤维参与构成迷走神经颈心支，后者通过心脏表面及壁内的效应器控制心肌运动，形成反射弧。喉内这些传入神经纤维如果受到刺激会减慢心率或出现心律不齐。喉腔内表面麻醉时，由于这些神经纤维位置深，不会消除此反射。而当施行气管插管和喉、气管支气管镜检查使喉部扩张时，则会诱发反射，该反射可用阿托品抑制。

除上述功能外，喉部可通过关闭声门，提高腹腔和胸腔的压力来完成咳嗽、呕吐、排便、分娩和上肢用力的动作。正常吸气时，纵隔负压增大，便于静脉血流回心脏；呼气时，纵隔正压加大，便于动脉血流出心脏。吸气性呼吸困难时，静脉回流受阻，头颈部静脉扩张，可导致发绀。

六、情绪表达

喉与情绪表达有关，如哭泣、喊叫、呻吟、惊叹、大笑等，如果没有喉的作用，仅依赖面部的表情与手势，极难生动地表达情绪。

第三章　喉肌电图检查 Laryngeal Electromyography

第一节　肌电图检查概述 Overview

肌电图检查（electromyography，EMG）是记录肌肉静息、随意收缩及周围神经受刺激时各种电特性的一项技术，主要应用于脊髓前角细胞和 / 或脑干运动核及其以下部位的定位诊断和鉴别，包括脊髓前角细胞、神经根、神经丛、周围神经、神经肌肉接头和肌肉病变部位；同时，可用于肌内局部注射（如肉毒毒素注射）的定位。

骨骼肌的收缩受运动神经支配，根据 Liddell 和 Sherrington 的定义，运动单位（motor unit）是肌肉收缩的最小功能单位，由一个运动神经元（脑干或脊髓前角的运动神经元）及其发出的神经纤维、神经肌肉接头及其所支配的所有肌纤维组成（图 3–1）。

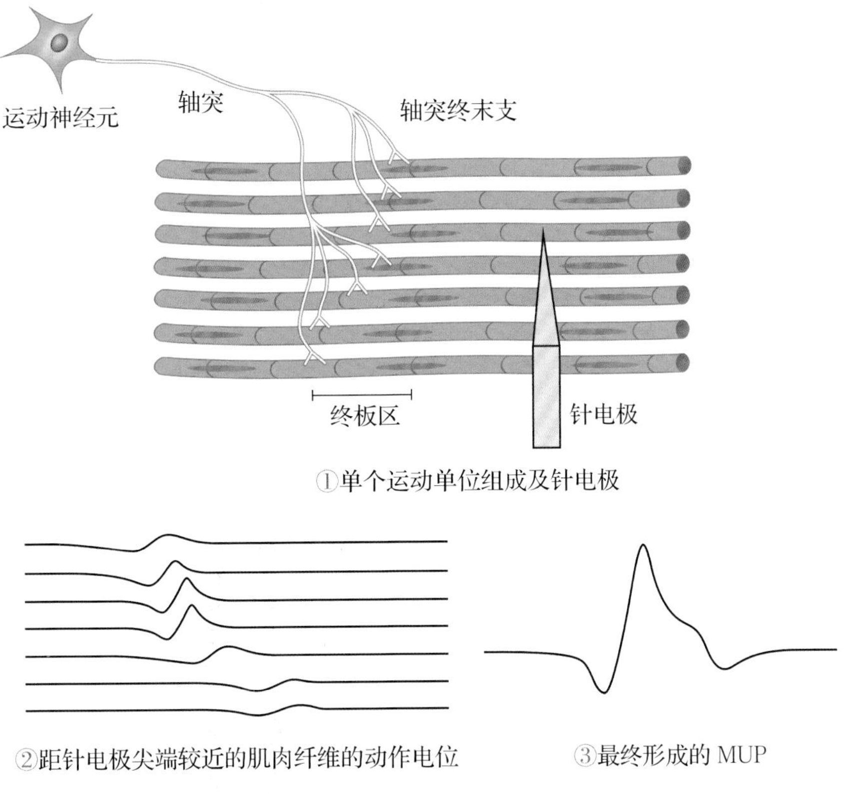

图 3–1　运动单位与运动单位电位形成示意图

来自运动神经元的电信号经轴突传导至运动终板，刺激突触前膜释放乙酰胆碱，经突触间隙与突触后膜（肌膜）的受体结合，刺激肌膜形成动作电位并沿膜表面传导。同一运动单位内不同肌纤维的动作电位最终合成，形成运动单位电位（motor unit potential，MUP）。在完成肌肉的功能活动时，不同的运动单位同时被激活，产生某种水平和某种类型的肌肉收缩，即称为运动单位的募集。通常情况下，喉内肌都有一定的运动单位轮流收缩，使肌肉处于轻度持续收缩状态，保持一定的肌张力。

狭义肌电图检查通常指运用常规同芯针电极，记录肌肉静息和随意收缩的各种电特性，又称针电极肌电图检查（needle electromyography）。广义的肌电图检查除了常规同芯针电极肌电图检查外，还包括神经传导功能检查（nerve conduction study，NCS）以及电生理检查的其他项目，如重复神经刺激（repetitive nerve stimulation，RNS）、F 波、H 反射、瞬目反射、单纤维肌电图（single fiber electromyography，SFEMG）、运动单位数目估计（motor unit number estimation，MUNE）、巨肌电图（macro-EMG）、运动诱发试验等检查。

此外，目前在康复医学、运动医学等领域应用比较多的还有表面肌电图检查（surface electromyography，SEMG），是一种通过在皮肤表面记录肌肉的电活动来评估肌肉功能的方法，又称动态肌电图检查，即被测肌肉在运动时产生的单个动作电位序列经表面电极引导、放大和记录，从而形成的一维电压时间序列信号。表面电极记录结果为多块肌肉肌电活动的总和，而不能记录单个运动单位电位，检测准确性弱于针电极，但具有无创、整体性、多导测量、可反复检查的特点。常用的表面电极包括黏性表面电极、盘状电极，随着技术的发展又出现了高密度表面电极、自吸附电极、柔性电极、无线电极等。既往有学者应用表面肌电图研究发音过程中喉外肌等相关肌肉活动特点，如舌骨上肌群、舌骨下肌群等。喉部表面肌电图研究形成于 20 世纪中期，主要应用于与喉部功能密切相关的疾病检查中，如吞咽功能评估等，在发音方面的研究也在逐年增加。通过测量各种肌肉在发音过程中的活动模式对发音过程及生理机制进行描述，主要包括对相关肌肉肌电活动水平评估、发音功能亢进患者肌电特征等。表面肌电图分析的主要指标包括时域和频域参数，其中时域指标是最直接的分析方法，用于描述肌电信号波幅的时间序列特征（包括积分肌电值、平均肌电值和均方根值等)。本书主要阐述针电极肌电图检查及神经传导功能检查的原理及临床应用。

第二节　肌电图记录仪和电极 Recording System and Electrode in Electromyography

一、肌电图记录仪

与全身其他肌肉一样,进行喉肌电图检查时,需要记录在静息和活动状态下的喉肌电活动。喉肌电图多通道记录仪通常包括电极、控制面板、放大器、显示系统、扬声器和数据存储设备。肌电信号被电极采集,并通过放大器放大,最终可被读取、分析(图 3-2～图 3-5)。

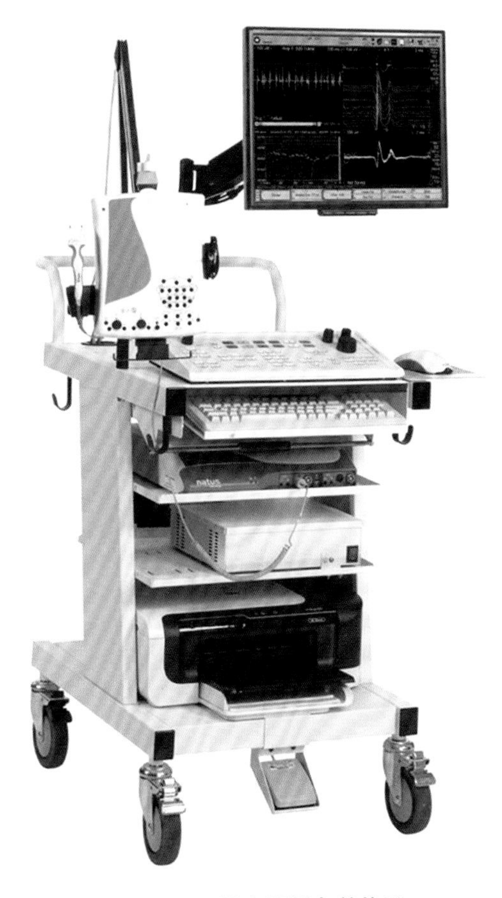

图 3-2　肌电图设备整体图

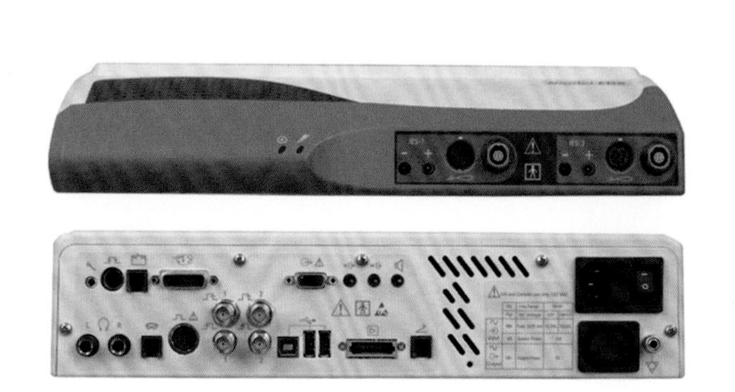

图 3-3 设备连接基座

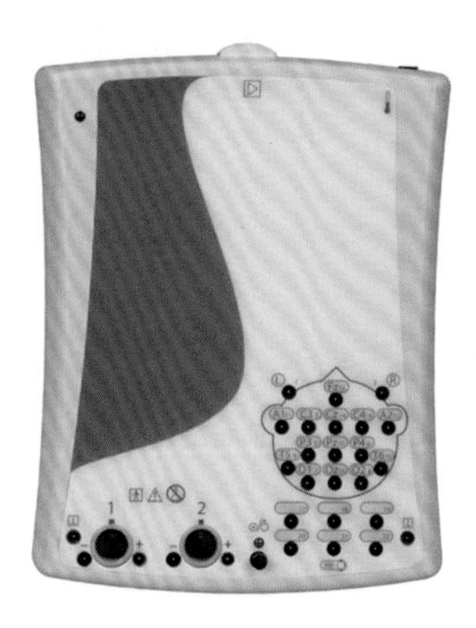

图 3-4 头盒放大器

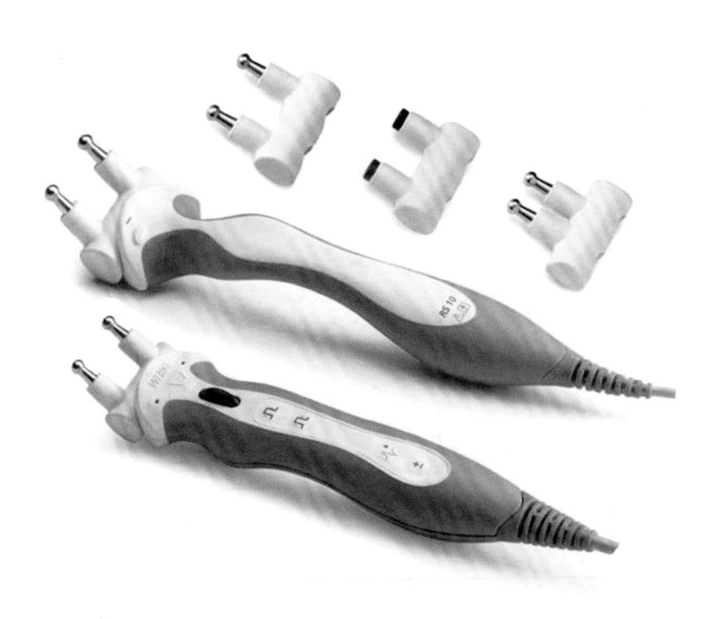

图 3-5 手柄刺激器

二、电极

肌电图检查中电极的种类多样,主要包括针电极及表面电极。由于喉肌相对细小,其解剖位置较难确定,因此检查时对电极的选择尤为重要。表面电极由于其检测准确性差,较少用作喉肌的检测电极。

1. 表面电极 表面电极(surface electrode)放置于皮肤或黏膜表面,一般为5～30mm的盘状金属或导电聚合物,可用作神经传导检测中的刺激电极或记录电极,也可用作针电极肌电图检查的参考电极或接地电极。另外在甲状腺手术术中神经监测时,表面电极连接在气管插管表面以接触声带、监测甲杓肌。

表面电极分为湿电极和干电极。湿电极由导电材料制成,通常为银或银-氯化银电极,有助于最大限度地减少皮肤电位产生的运动伪影(图3-6、图3-7)。湿电极需要通过电极和皮肤之间的导电膏来改善信号质量,而在有汗液和机械干扰时使用导电膏也会导致伪影加重。干电极直接接触皮肤,是在电极上嵌入了信号放大电路,通过最小化源噪声和接触噪声来提高信噪比,可用于电极-皮肤阻抗过高的情况。干电极不需使用导电膏,就信号质量而言,通常首选干电极,但其更昂贵。

2. 针电极 针电极(needle electrode)肌电图检查是标准肌电图诊断的主要组成部分,通过记录肌纤维产生的电信号,可以发现肌肉运动单位的病理改变,也为神经传导功能研究提供重要信息。喉部解剖结构精细,针电极更广泛应用于喉肌的检测,根据目的不同选择不同的针型,包括同芯针电极、单极针电极、单纤维电极等(图3-8)。

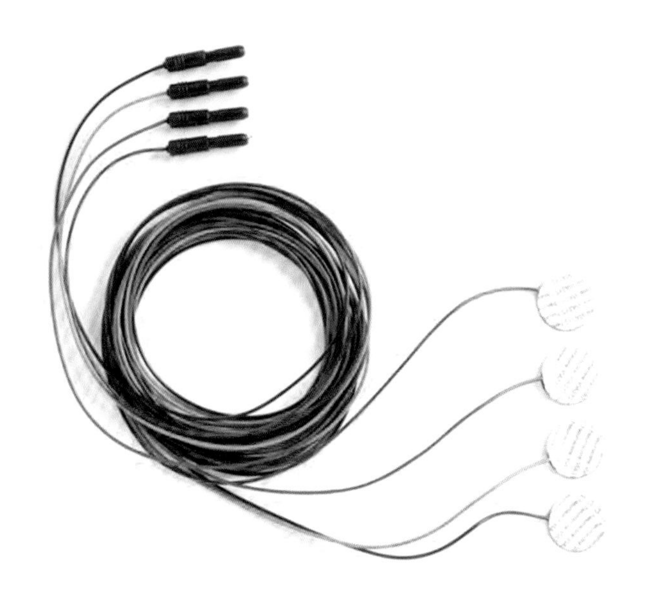

图3-6 黏性表面电极(用于神经传导检查)

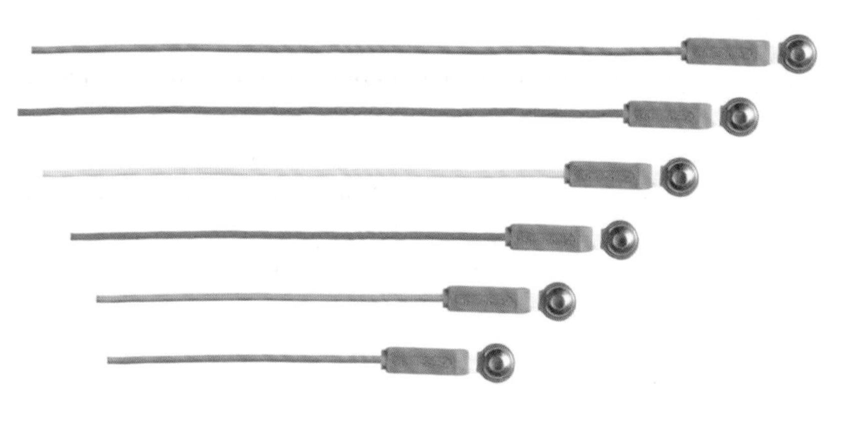

图 3-7 盘状电极（用于采集大脑皮层信号）

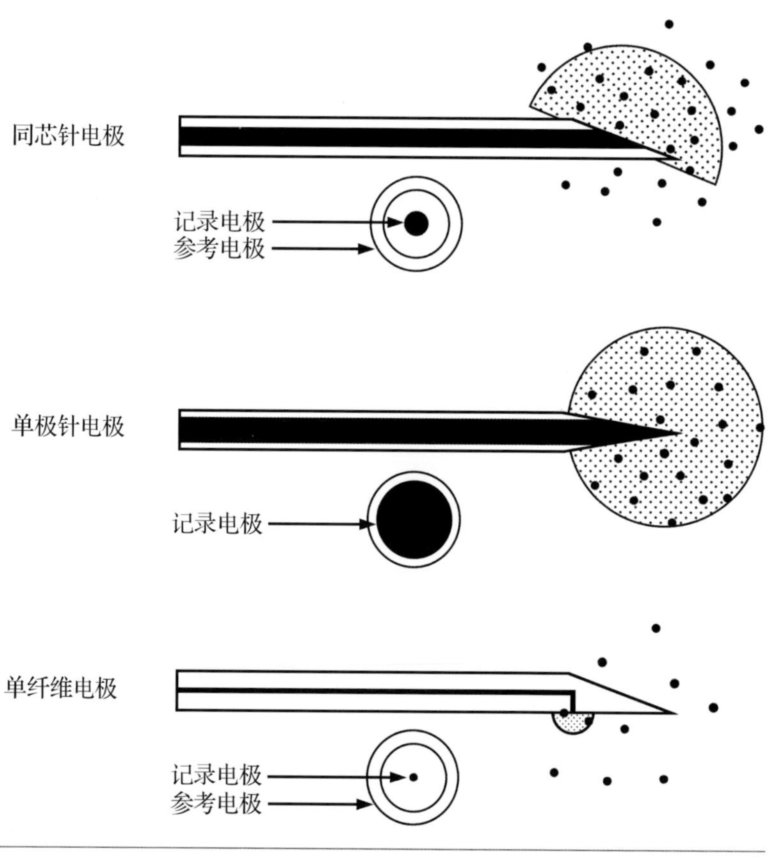

图 3-8 不同类型针电极模式图

（1）同芯针电极（concentric needle electrode）：同芯针电极主要用于常规针电极肌电图检查。标准的同芯针电极为套管针，内侧的针芯为记录电极，外侧的套筒为参考电极。除了尖端均完全绝缘，可提供均匀电场以避免其他肌肉的交叉影响。针电极的表面面积取决于其直径和针的倾斜角度，一般介于 0.01～0.09mm²，通常为 0.07mm²，可定向记录针芯前端斜面所对应的半球形区域内的肌纤维产生的运动单位电位。记录到的 MUP 波形的主峰通常由针尖周围半径 0.5～1.0mm 的区域内 2～12 个肌纤维产生（图 3-1），更远处的肌纤维产生的电位则主要组成 MUP 起始及结束的部分。同芯针电极有不同长度，根据检查所需进行选择。针电极材料在不断被改良，从开始使用的普通不锈钢逐渐改良至近年使用的铂钨合金和铂镍合金，配合现代的切割技术，保证了肌电图针的锐度和耐磨度，从而提高了受检者的耐受度（图 3-9、图 3-10）。

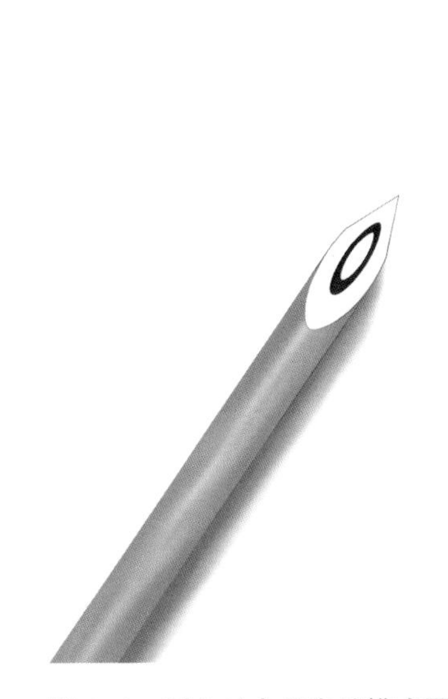

图 3-9　同芯针电极尖端模式图

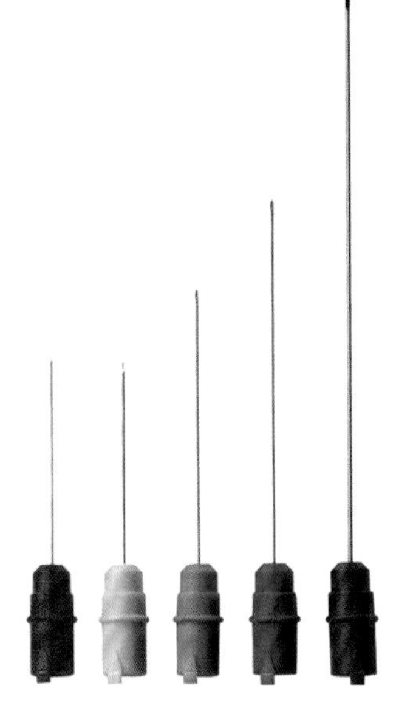

图 3-10　不同规格的同芯针电极

（2）单极针电极（monopolar needle electrode）：是完全绝缘的不锈钢针，针尖外层为绝缘涂层，其尖端约 1～5mm 裸露用作记录电极，参考电极多为远离记录电极的表面电极，一般喉肌电图检查合适的参考电极放置位置为胸骨柄处。记录区域为球形，面积为 0.03～0.34mm²，检查过程中记录的是电极裸露尖端与参考电极间的电位差。

与同芯针电极相比，单极针电极记录的 MUP 时程更长、波幅更高，这种差异与以下几个因素有关：①较大的记录表面；②记录区域为针尖周围的整个球形区域而不是斜面对应的半球区域；③记录电极与参考电极之间的距离较同芯针电极长，无法消除远处肌纤维的信号。因此肌电图记录中受到的干扰更多、基线更不稳定，现多用同芯针电极替代。因单极针电极较细和锐利，既往在喉肌电图检查中可用作刺激电极，刺激纤细和位置较深的喉返神经和喉上神经，用于喉神经传导功能检查，但目前也逐渐被同芯针电极所替代（图 3–11）。

（3）注射电极：注射电极中心是中空针头，与注射器连接可以用于痉挛性发声障碍患者在肌电图监测下的喉肌肉毒毒素注射治疗（图 3–12）。

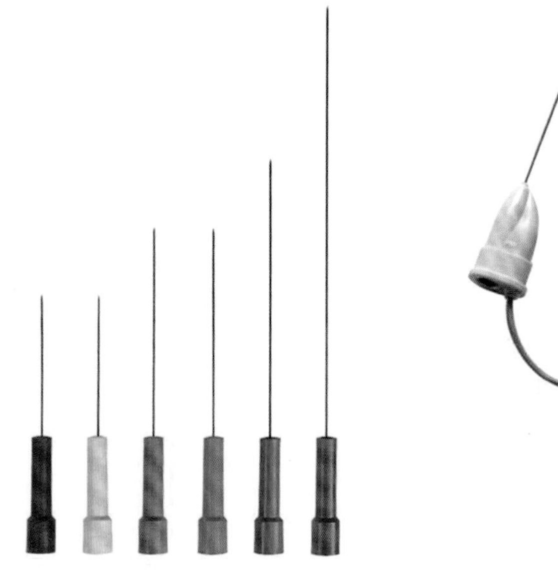

图 3–11　不同规格的单极针电极

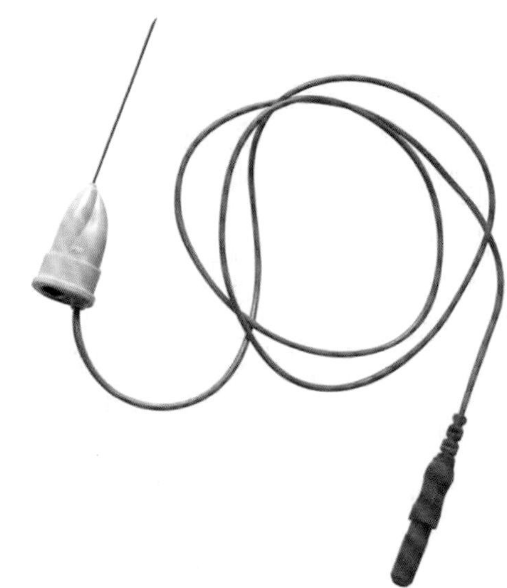

图 3–12　注射电极

（4）钩状丝电极（hooked wire electrode）：钩状丝电极是一种留置电极，1969 年 Hirano 和 Chala 首次将钩状丝电极应用于喉肌电研究。钩状丝电极通常由铂制成，每根最大直径为 50μm，通过空芯针穿入肌肉，当针被拔出时，电极可稳定在肌肉中，较少受发音、活动的影响。电极对受检者刺激性相对较小、可耐受度高，在长时间肌电图检查或进行喉肌功能的动态检测时效果最好。钩状丝电极一次只能置入一块肌肉进行检测，而针电极可对多块肌肉依次进行检测，因此钩状丝电极使用成本较高，且钩状丝电极信号易发生变化，现应用较少（图 3–13）。

（5）单纤维电极（single fiber electrode）：单纤维电极是单纤维肌电图（SFEMG）检查的专用电极，由一根直径 0.4～0.6mm 的电极针与一个直径 25μm 的绝缘中央记录电极组成，针尖端为斜面，记录电极位于该斜面的较长侧。其检测范围往往不超过

2～3 个肌纤维，可用于神经肌肉传导功能的测定。但单纤维电极制造成本很高，也有许多学者使用小的一次性同芯针电极进行单纤维肌电图检查（图 3-14）。

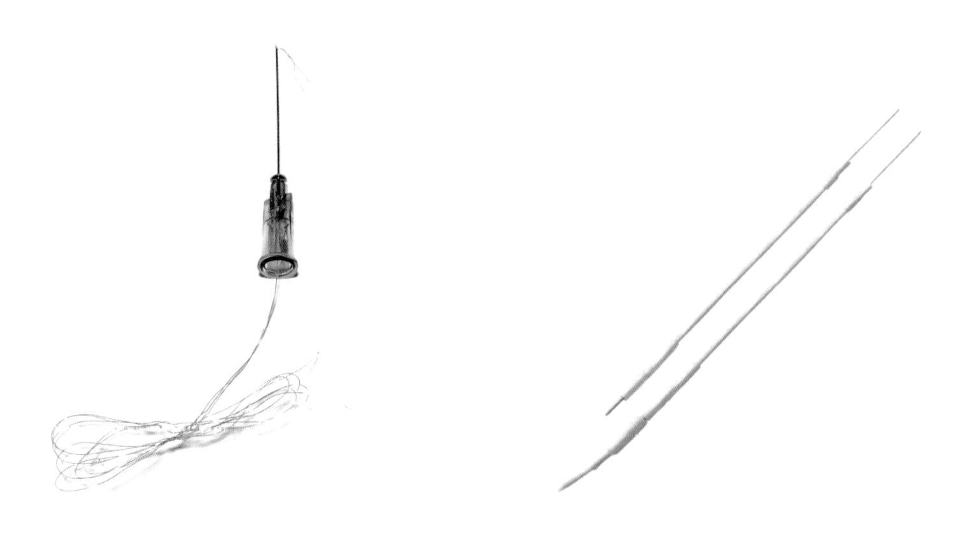

图 3-13　钩状丝电极　　　　图 3-14　单纤维电极

（6）其他：随着技术的进步，其他信号传感器也逐渐引入到肌电图采集过程中，并可以对肌电图数据进行同步校正，或者对受检者在采集数据过程的配合情况进行指导，如增加声音传感器进行同步分析、增加运动传感器进行震颤分析等（图 3-15）。

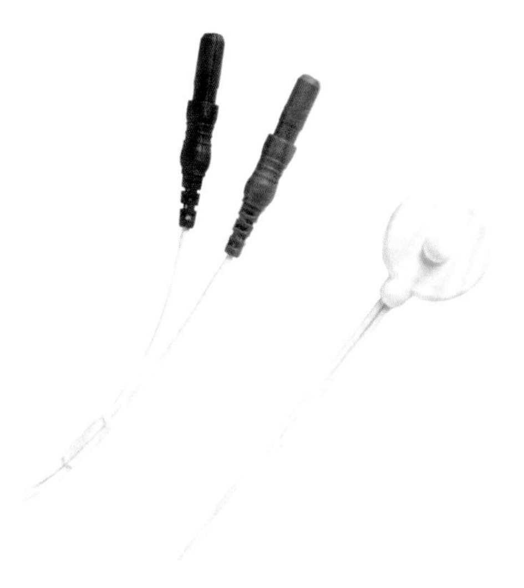

图 3-15　用于喉肌电图检查的声音传感器

第三节　针电极肌电图检查　Needle Electromyography

常规针电极肌电图检查主要观察插入电位特征，肌肉放松状态（电静息状态）下特征及异常自发电位特征，轻度随意收缩状态时运动单位电位的特征和大力收缩状态下募集相的电活动特征。

一、评价参数

1. 插入电位　插入电位（insertional activity）为电极插入肌肉或电极在肌肉内移动的瞬间，针尖机械刺激肌纤维（导致肌纤维去极化）产生成簇的、伴有清脆声音、持续时间为 300ms 左右的电位。针电极一旦停止移动，插入电位立即消失，此电位的产生与神经刺激无关。正常肌肉在插入电极后可诱发以下几种电位：终板噪声、神经电位、肌痉挛电位（图 3-16）。

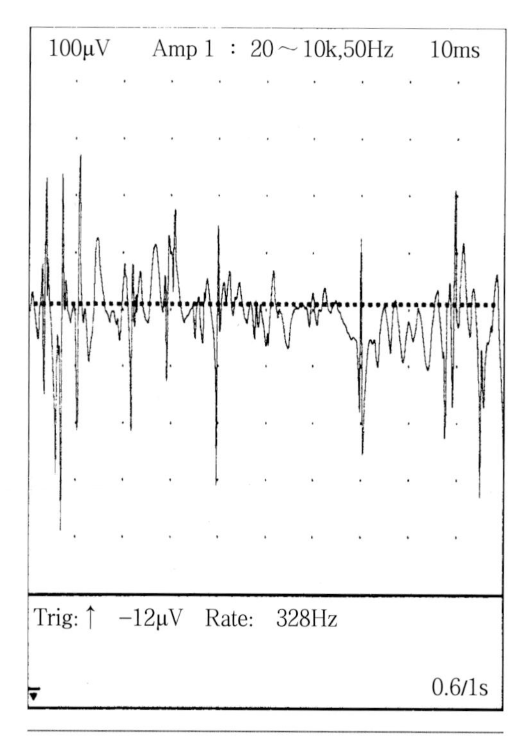

图 3-16　正常甲杓肌的插入电位

2. 自发电位　自发电位（spontaneous activity）为肌肉静息状态下的电活动。当骨骼肌处于松弛状态、无自主收缩时，肌纤维无动作电位出现，肌电图表现为一直线，称为电静息（electric silence）。在正常情况下，喉肌配合呼吸状态，需保持适量肌电活动，故喉内肌很难出现绝对的电静息。

3. 运动单位电位　肌肉轻度收缩时，可出现分开的单个运动单位动作电位（motor unit action potential，MUAP），即 1 个脊髓前角细胞支配的一组肌纤维同步放电的总和，简称运动单位电位（motor unit potential，MUP）（见图 3-1）。MUP 特征参数主要包括波形、时程、波幅、相位、发放频率、上升时间、转折等（图 3-17）。

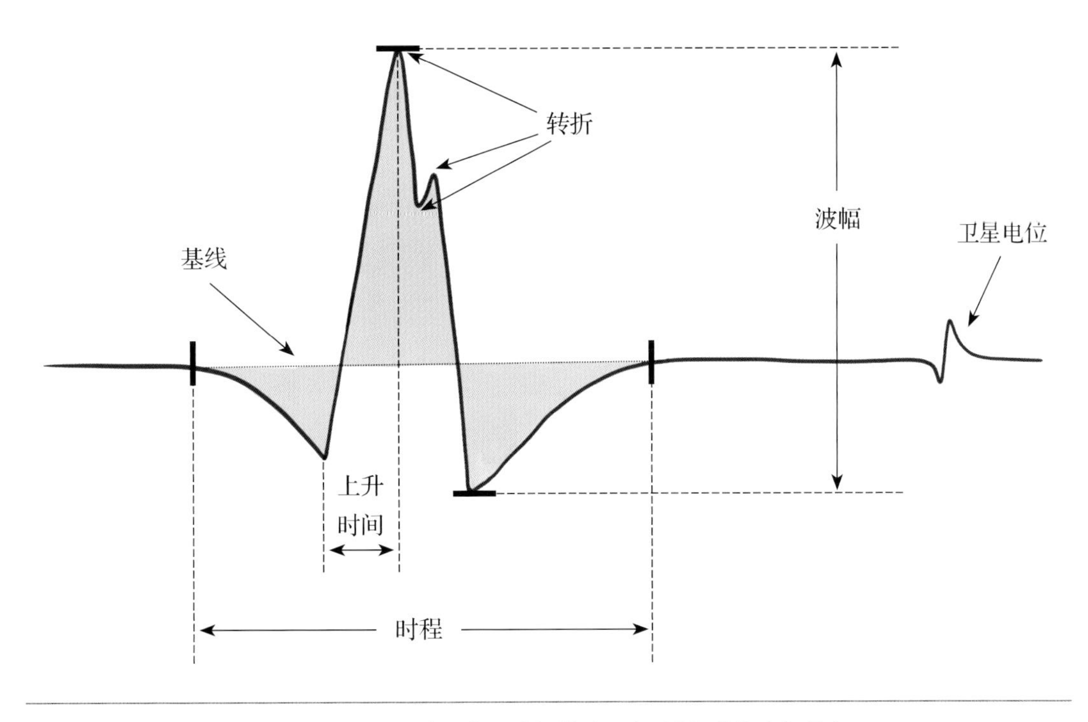

图 3-17　运动单位电位特征模式图（阴影部分代表相位）

（1）波形（waveform shape）：大多数是三相波和双相波，反映肌膜电活动的变化。

（2）时程（duration）：又称时限。指电位偏离基线至回到基线的时间，通常以 ms 为单位。代表一个运动单位内不同肌纤维同步化兴奋的程度，运动单位电位起点代表传导最快肌纤维的电位到达时间。正常运动单位电位的时程通常为 5～15ms，小于 5ms 或大于 15ms 多为异常，不同部位肌肉及不同年龄时程存在差异。

（3）波幅（amplitude）：指基线到负相波峰的距离或正负波峰间的距离，其大小由最接近记录电极针尖的一些肌纤维的动作电位决定，随肌纤维大小和密度及其放电的同步程度而变化。

（4）相位（phases）：指从运动单位电位偏离基线至重新返回基线的部分。相位的数量为电位跨越基线的次数 +1，代表运动单位内肌纤维放电的同步性。正常情况下一般不超过 4 相，超过者称为多相波，正常肌肉多相波百分比为 15%～20%。

（5）发放频率：在肌肉运动单位发放时注意示波器的声音并观察运动单位发放频率，正常情况下 MUP 呈清脆可分辨的"嗒嗒"声。

（6）上升时间（rise time）：起始正相峰与紧随其后的大的负相峰之间的时间间隔，反映了针尖与发放冲动的运动单位之间的距离。

（7）转折（turns）：指运动单位电位中未经过基线的电位变化，也提示肌纤维非同步放电。

不同的肌肉的 MUP 有相应的平均时程和平均波幅正常值。不同年龄、不同肌肉、同一肌肉的不同点、记录电极的位置等因素均影响运动单位电位参数的测量。因此应在同一块肌肉的数点做多次检查，以减小误差（图 3-18）。定量肌电图是测量 MUP 参数的经典方法，分析时需要在轻度到中度的肌肉收缩时，在肌肉的不同区域记录至少 20 个 MUP。

4. 募集相　募集（recruitment）是骨骼肌在轻度、中度或最大用力收缩时，参加活动的运动单位增多所致。募集相（recruitment pattern）正常状态下大多数为干扰相，即大力收缩时所有运动单位募集一起，难以分辨基线的 MUP 重叠在一起的现象。

（1）干扰相（full interference pattern）：指骨骼肌最大用力收缩时处于完全强直收缩状态，全部运动单位均参加活动，募集相呈密集相互干扰的波形。

（2）单纯相（simple pattern）：指肌电图上出现孤立的单个运动单位电位，主要由于肌肉轻度用力收缩时，只有一个或几个运动单位参加收缩。

（3）混合相（mixed pattern）：指骨骼肌中度用力收缩时，多个运动单位持续活动，肌纤维放电频率增加；募集相介于单纯相与干扰相之间，有些区域较密集难以分出单个运动单位电位，有些区域较稀疏，可以分出单个运动单位电位。

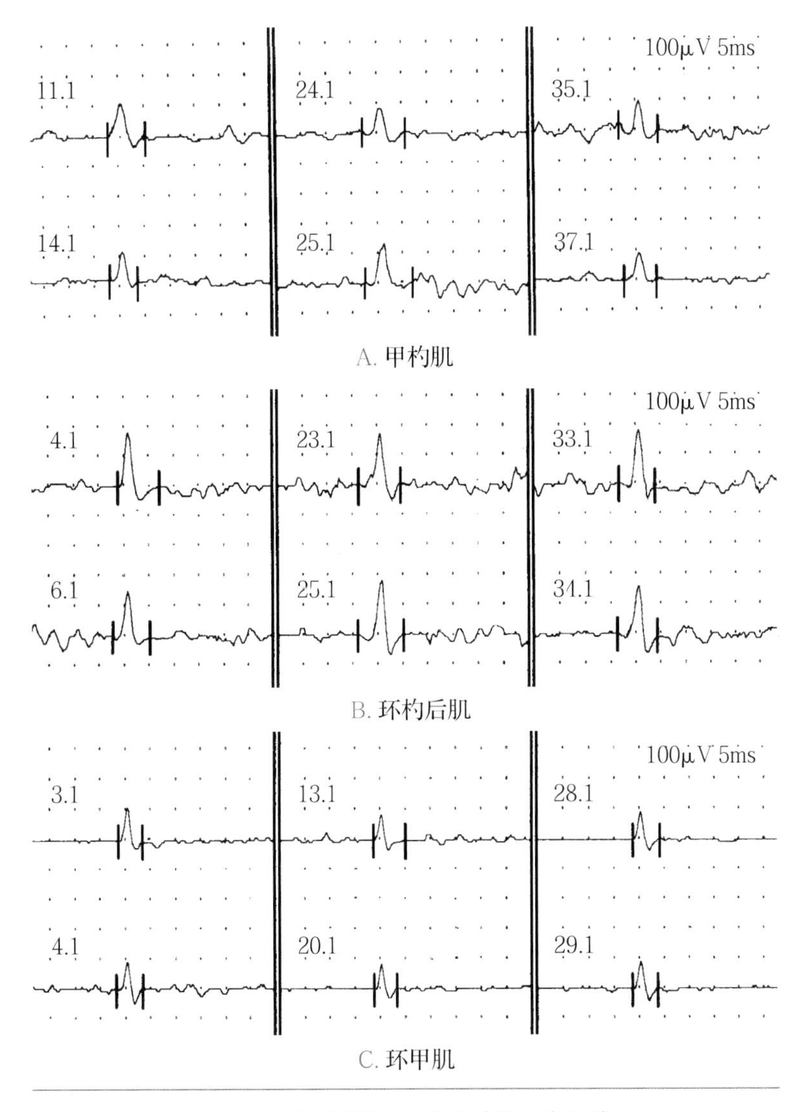

图 3-18 不同喉肌的正常运动单位电位波形

二、异常肌电图表现

肌肉或神经源性疾病可引起运动单位的结构或功能异常，从而导致电生理信号波形和发放形式的改变。肌电图异常表现如下：

1. 异常插入电位 其包括插入电位延长或增加及插入电位缩短更减少。插入电位持续时间大于 300ms，则为插入电位延长，可见于早期神经源性或肌源性损害。插入电位减少或消失见于神经源性或肌源性损害后期伴有严重肌肉萎缩或肌肉纤维化而导致肌纤维数量明显减少时（图 3-19）。

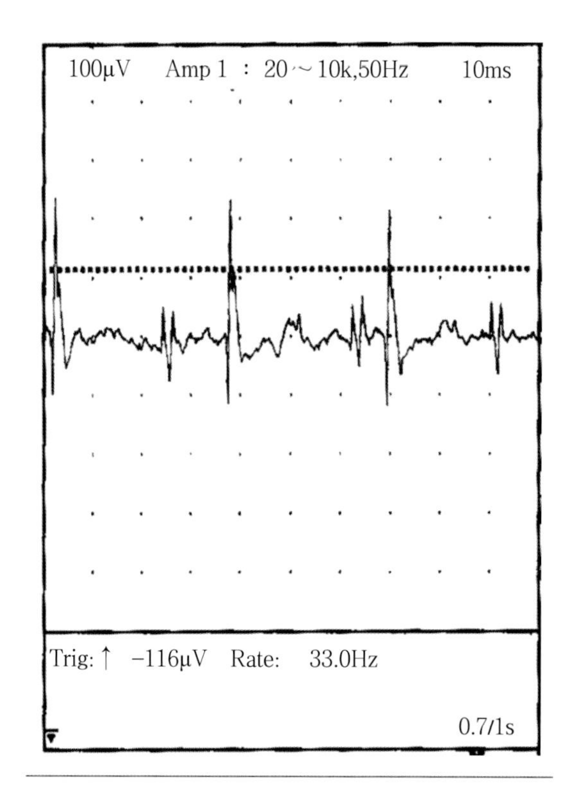

图 3-19　甲杓肌异常插入电位（肺癌术后声带麻痹）

2. 异常自发电位　自发电位除终板电位外，均属于异常电位。异常自发电位包括纤颤电位、正锐波、束颤电位、复合重复放电、肌颤搐放电、肌强直放电等。常见于失神经支配的肌肉，也见于某些原发性肌肉疾病。健康人肌肉可见 1 处正锐波或纤颤电位。异常自发电位需要重点观察自发电位的形状、发放频率、稳定性，并辨听相应的声响特征。

（1）纤颤电位和正锐波：见于肌纤维在失神经支配时产生的自发性颤搐，多呈缓慢规律性电位发放，频率 0.5～15 次 /s（图 3-20）。纤颤电位（fibrillation potential）以短时程、小波幅的双相或三相棘波多见，时程为 1～5ms，波幅为 20～200μV，初始为正相而后为负相波。与生理性终板棘波不同的是，后者起始向上。正锐波（positive sharp wave）常为长时程的双相电位，时程为 10～30ms，波幅为 50～200μV，初始为锐利的正相，其后为时程较长的负相波。

纤颤电位和正锐波通常见于失神经支配的肌肉，也可见于肌源性疾病，在 2 个以上不同部位出现异常自发电位即为异常。

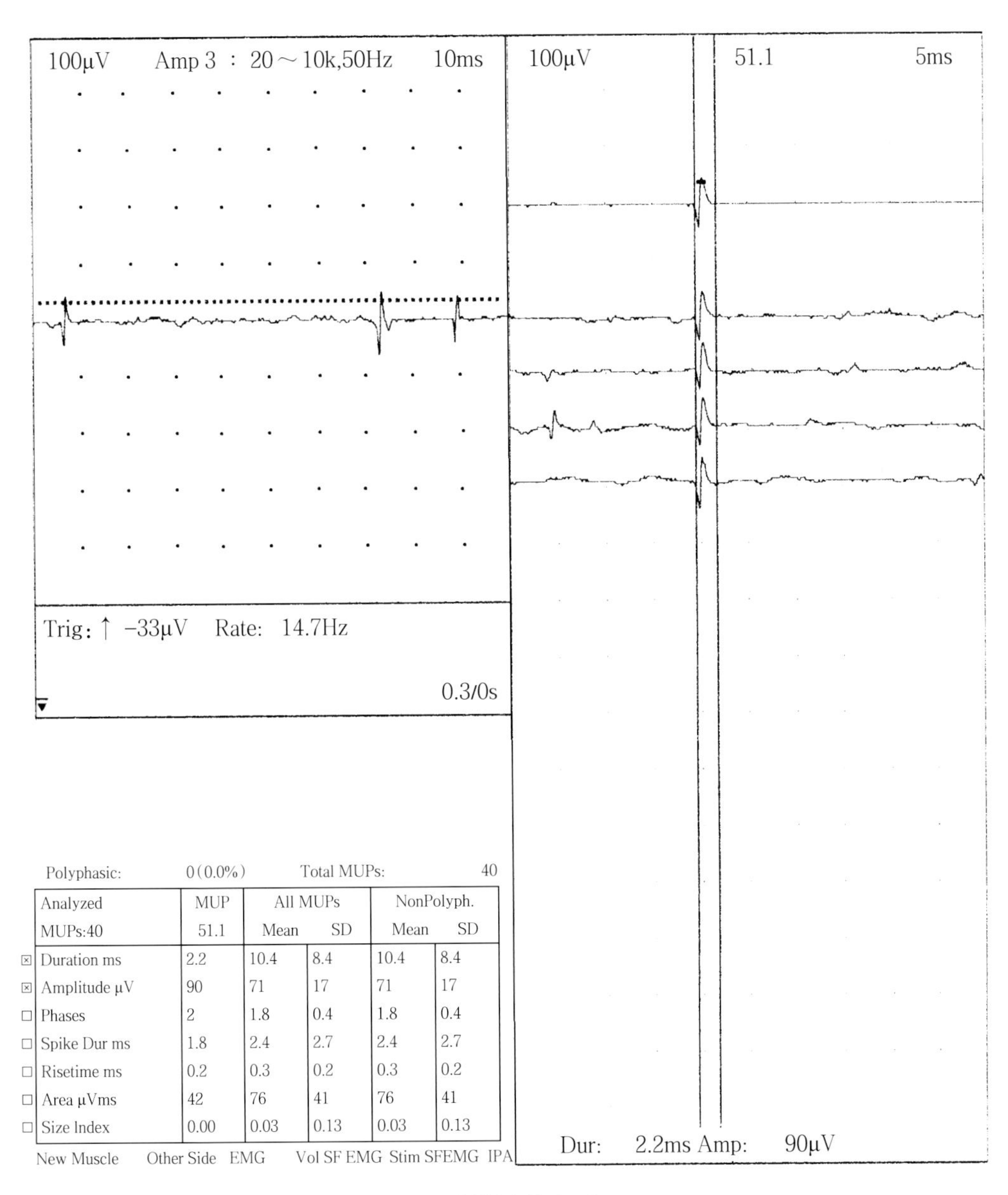

Analyzed MUPs:40	MUP 51.1	All MUPs Mean	All MUPs SD	NonPolyph. Mean	NonPolyph. SD
☒ Duration ms	2.2	10.4	8.4	10.4	8.4
☒ Amplitude μV	90	71	17	71	17
☐ Phases	2	1.8	0.4	1.8	0.4
☐ Spike Dur ms	1.8	2.4	2.7	2.4	2.7
☐ Risetime ms	0.2	0.3	0.2	0.3	0.2
☐ Area μVms	42	76	41	76	41
☐ Size Index	0.00	0.03	0.13	0.03	0.13

A. 纤颤电位(++)

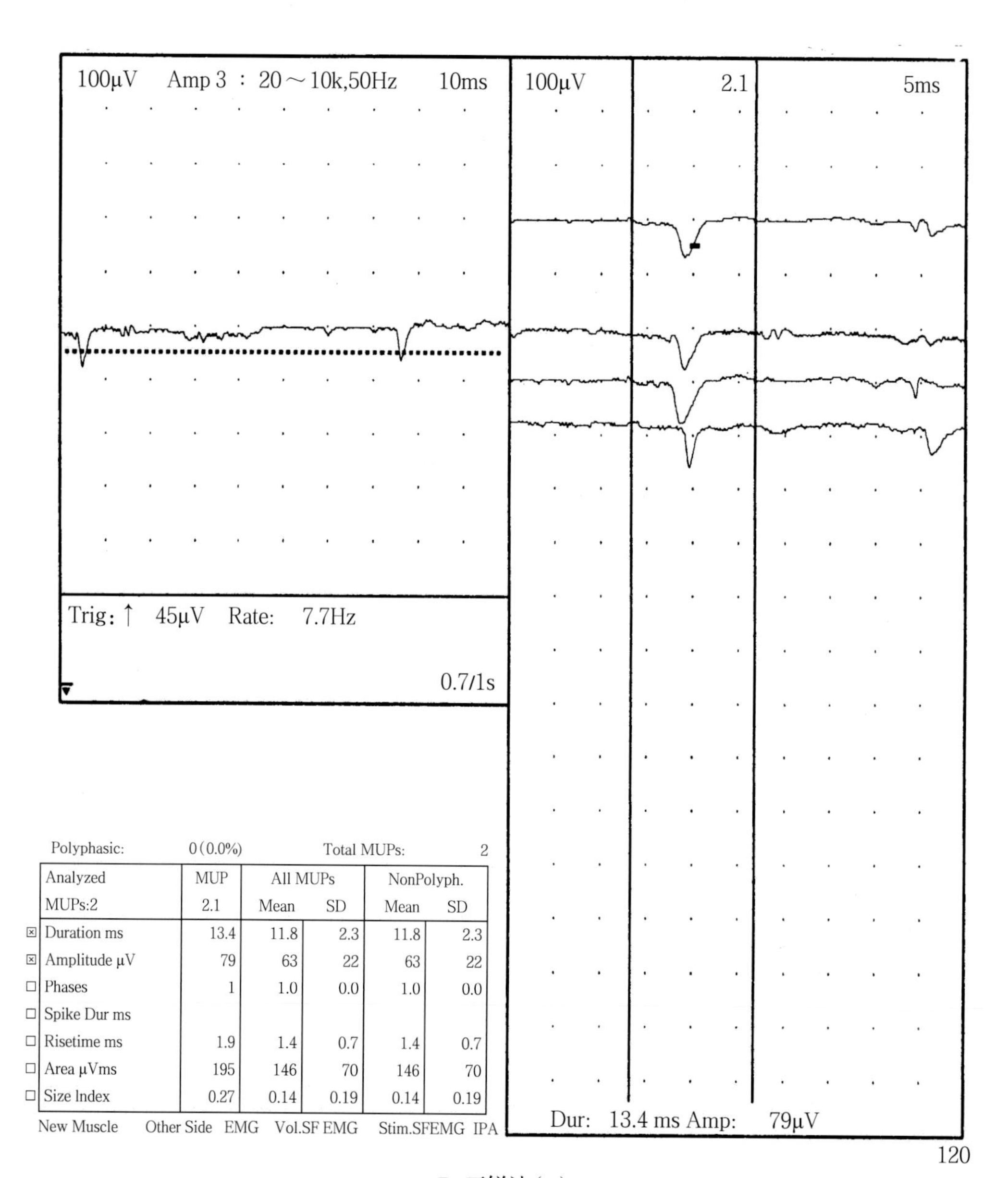

B. 正锐波(+)

图 3-20　失神经电位

（2）束颤电位（fasciculation potentials）：是一个运动单位单独自发放电的结果，时程长、波幅高、变动范围大，无明确界限、放电间隔不规律，常见于慢性神经源性疾病。注意应与健康人偶尔可见的良性束颤电位鉴别。

（3）肌颤搐电位（myokymic discharges）：是同一运动单位的重复电位发放，可导致皮肤出现蠕虫样爬动，形态与 MUP 相同，发放形式和节律固定。一般 2～10 个电位，以 40～60 Hz 的频率呈爆发性发放，并以 0.1～10s 间隔规律出现。

（4）复合重复放电（complex repetitive discharges,CRD）：指相邻运动单位的成群的肌纤维以很高频率呈同步性重复放电。发放形式多变，发放的波形较为复杂。特征性的表现为突然开始，以恒定的频率发放一段后突然停止，发放频率均匀一致，波动于 3～100 次 /s，呈多相，3～10 个棘波成分，波幅为 50μV～1mV，时程可长达 50～100ms。扬声器可听见类似“机关枪”的声音。复合重复放电在慢性神经源性或肌源性疾病均可出现。

（5）肌强直放电（myotonic discharges）：是肌纤维的异常放电，通常为 20～150 Hz 的正相波或简单的棘波形态。特征在于波幅和频率的衰减。常见于强直性肌病。

（6）痉挛（cramps）：是肌肉不随意收缩，收缩时伴有疼痛，是很多运动单位重复、无规律发放，频率可达 40～60Hz。

根据 Kimura（1989）的 0～4 级分级标准，Daube（1991）提出根据纤颤电位的密度可以粗略评估失神经支配肌纤维的数目（表 3-1）。目前，纤颤电位和正锐波等自发电活动均可以应用以上半定量的 4 分级进行评估。

表 3-1　纤颤电位分级（Daube，1991）

分级	肌肉自发电活动特征
+	在至少 2 个不同区域有持续的自发电位发放
++	在 3 个以上区域有中等量持续性自发电位发放
+++	在所有区域有大量持续性自发电位发放
++++	弥漫、广泛而持续的自发电位发放充满示波器（基线）

3. 异常 MUP 包括:①多相电位,波形在 5 相以上,见于神经再生时;②巨大电位,也称再生电位,多见于神经损伤数月后,表明肌肉获得神经再支配;③长时程及短时程运动单位电位。异常 MUP 是判断神经源性损害或肌源性损害的重要参数。神经源性损害表现为时程延长、波幅升高及多相波百分比增多;肌源性损害表现为时程缩短、波幅降低和多相波百分比增多(图 3-21)。

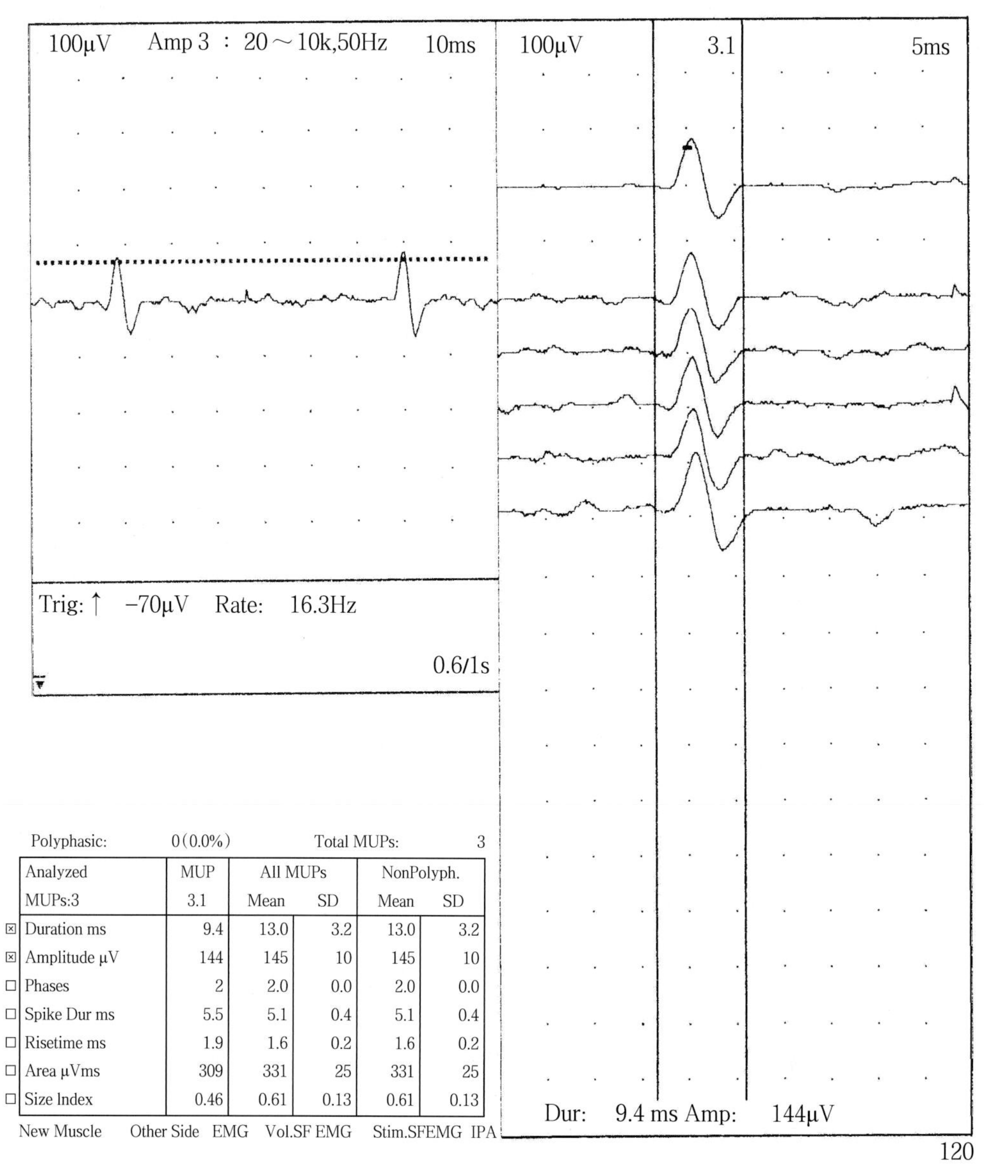

Analyzed MUPs:3	MUP 3.1	All MUPs Mean	All MUPs SD	NonPolyph. Mean	NonPolyph. SD
☒ Duration ms	9.4	13.0	3.2	13.0	3.2
☒ Amplitude μV	144	145	10	145	10
☐ Phases	2	2.0	0.0	2.0	0.0
☐ Spike Dur ms	5.5	5.1	0.4	5.1	0.4
☐ Risetime ms	1.9	1.6	0.2	1.6	0.2
☐ Area μVms	309	331	25	331	25
☐ Size Index	0.46	0.61	0.13	0.61	0.13

A. 甲杓肌再生电位(+)

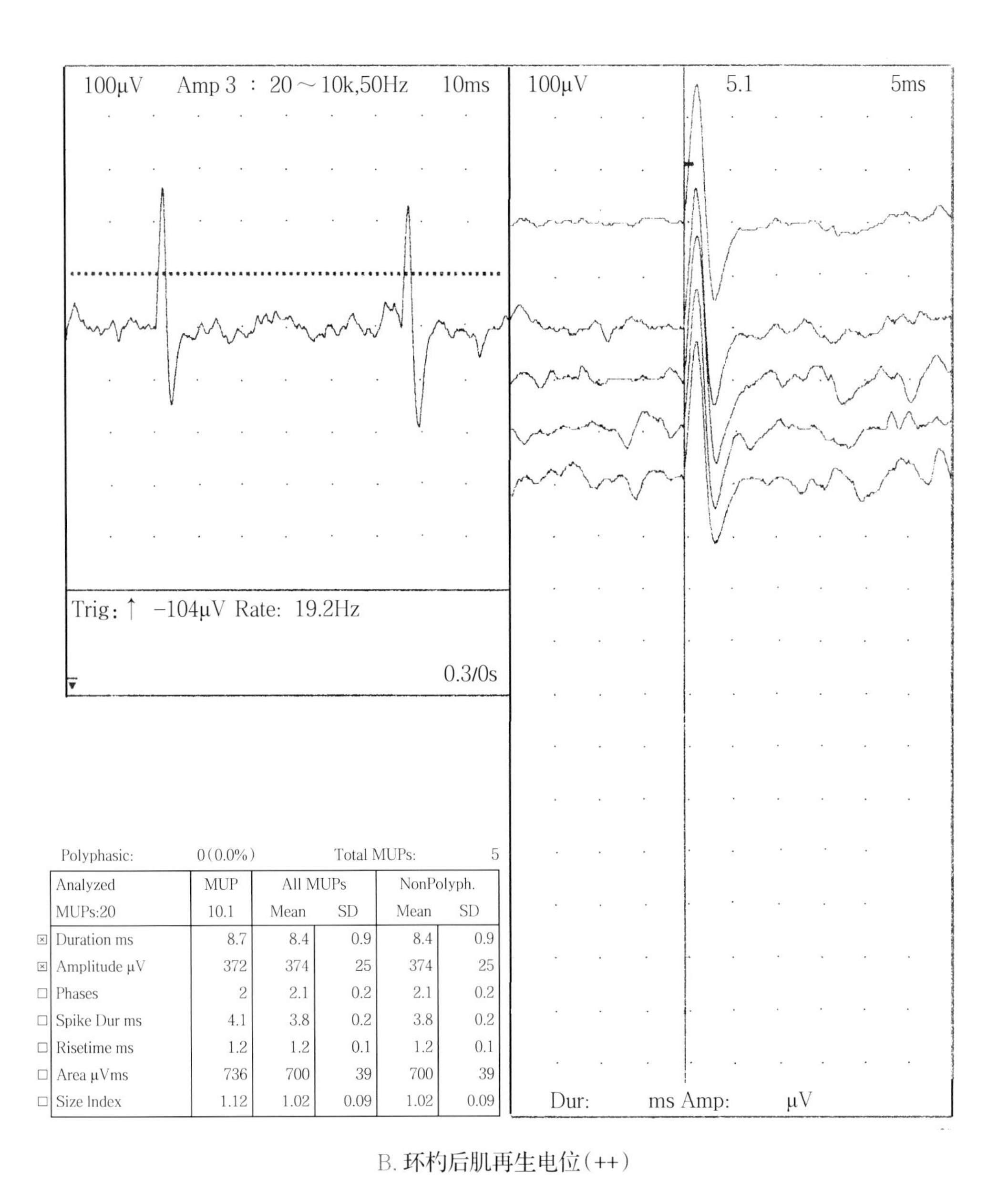

Analyzed MUPs:20	MUP 10.1	All MUPs Mean	SD	NonPolyph. Mean	SD
☒ Duration ms	8.7	8.4	0.9	8.4	0.9
☒ Amplitude μV	372	374	25	374	25
☐ Phases	2	2.1	0.2	2.1	0.2
☐ Spike Dur ms	4.1	3.8	0.2	3.8	0.2
☐ Risetime ms	1.2	1.2	0.1	1.2	0.1
☐ Area μVms	736	700	39	700	39
☐ Size Index	1.12	1.02	0.09	1.02	0.09

B. 环杓后肌再生电位(++)

图 3-21　喉肌再生电位

4. 异常募集相　神经源性损害的募集特征表现为高波幅的、募集减少的单纯相或混合相(图 3-22);肌源性损害表现为低波幅的干扰相即病理干扰相。

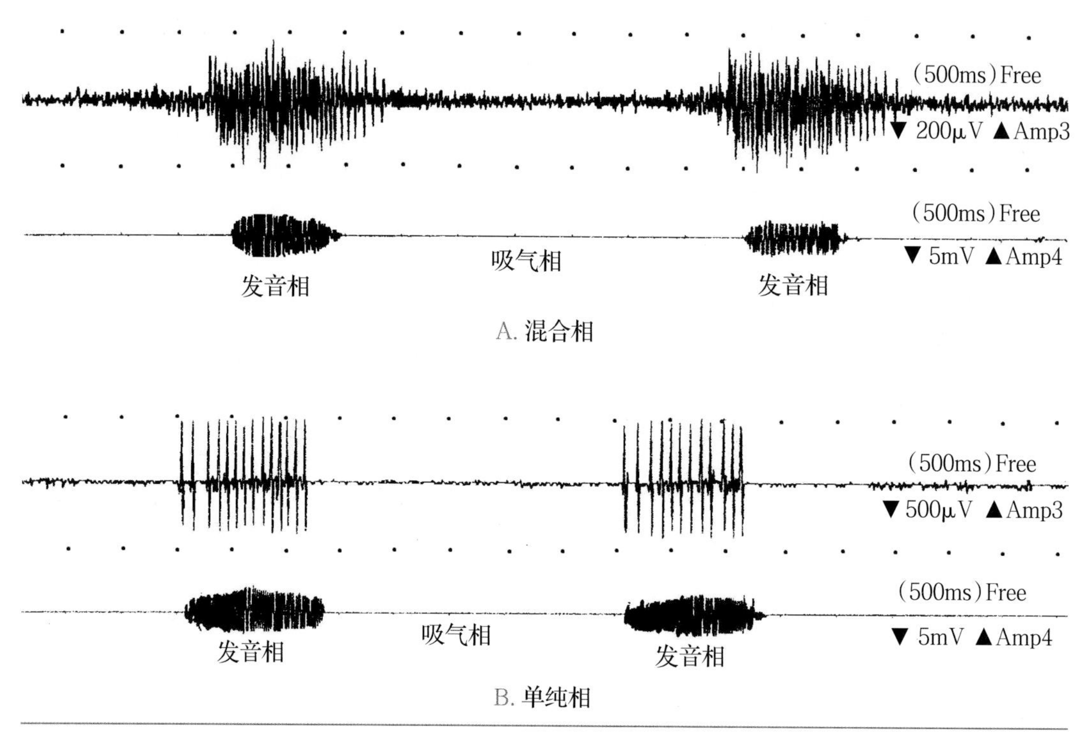

图 3-22　甲杓肌异常募集相(上线为喉肌电图信号,下线为发音信号)

第四节　喉针电极肌电图检查　Laryngeal Needle Electromyography

喉肌电图检查(laryngeal electromyography,LEMG)是一种评估喉肌及其支配神经电活动的检查法,可以为喉运动异常、吞咽障碍、局灶性肌张力异常(痉挛性发声障碍等)及其他可疑喉神经肌肉病变的诊断、治疗及预后的判定提供依据。同时可辅助确定喉部肌肉注射(如肉毒毒素)部位。Weddell于1944年首先将肌电图应用于喉肌检查,杨式麟、牟连才、田振明等于1982年首先在国内报道。由于喉肌电图检查操作有一定难度,而且对于其生理和病理基础尚未完全明了,很久以来喉肌电图检查未广泛应用于临床。近年郑宏良等在神经麻痹肌电研究及神经吻合等相关治疗上有了深入的研究。自2002年将喉肌电图应用于临床诊断及治疗至今,笔者团队也进行了大量的临床与基础研究。近年来随着计算机技术和电生理检查分析技术的发展,喉肌电图在喉神经肌肉病变的诊断和辅助治疗中的作用日益为临床所重视。

喉肌电图检查通常包括常规应用的喉针电极肌电图检查及喉神经传导功能检查。本节重点介绍喉针电极肌电图检查特征。

一、操作方法

标准的电生理记录需要至少 2 个电极——一个是记录电极，放置在接近目标肌纤维处；一个是参考电极（多为表面电极），放置在肌电不活跃的位置。既往参考电极位置在胸骨柄处，但目前喉肌电图检查多用同芯针电极，其内芯为记录电极、套管即为参考电极。同时为保证仪器使用安全，肌电图仪所连接的插座应包含地线，地线接口位于放大器上。一般使用较大的表面电极或带状电极，放置在接近记录电极处。目前喉肌电图检查中的地线为夹式地线，夹在受检者手腕上，无需区分左右。

喉肌电图检查进针路径包括经颈部皮肤及经口，前者应用最普遍，后者需要特殊电极，如钩状丝电极等。

（一）电极放置

喉肌电图检查时，受检者取仰卧位、颈部后仰，肩下垫肩垫，颈部完全暴露。地极放置于受检者手腕处，消毒颈前皮肤后，采用同芯针电极经颈前皮肤进针，检测喉内、外肌肌电。根据肌肉位置，选择不同长度的针电极。对于比较表浅的肌肉可以选择斜刺进针，对于比较深在的肌肉可以采取垂直进针。在检查中，需要移动针电极来记录肌肉多个不同区域的活动，以获得对运动单位或肌纤维更完整的评估。每块喉内肌检查时至少检测 3～5 个部位，以保证检测结果的准确客观。但针电极在肌肉中移动常引起受检者不适，所以为减少不适，需将针在肌肉中沿直线轻微移动（0.5～1mm），通常需要 2～4 次移动来完成对肌肉的完整评估。由于喉肌相对较细小，其解剖位置有时较难确定，尤其对于肥胖和有颈部手术史的受检者。

要根据检测目的肌肉的解剖位置确定针电极进针点、进针角度及深度。在肌电活动记录过程中，尽量避免咳嗽、频繁吞咽等不必要的动作。检测不同喉肌的进针位点定位如下。

1. 环甲肌　据田振明等介绍，环甲肌的检测位置在颈部中线稍外侧 3.0mm、环状软骨下缘处进针后向后上 0.5～1.0cm 刺入环甲肌直部。杨式麟等报道在环状软骨弓外侧 0.5～1.0cm 处垂直进针，抵环状软骨板后稍退针即可记录。也有学者报道从环甲间隙水平、甲状软骨中点和外侧缘连线的中外 1/3 之间进针 1.0～2.0cm 刺入环甲肌。笔者团队通常选择环甲膜中线偏外侧约 1.0cm 处皮肤进针，略斜向外上刺入环甲肌（图 3-23）。

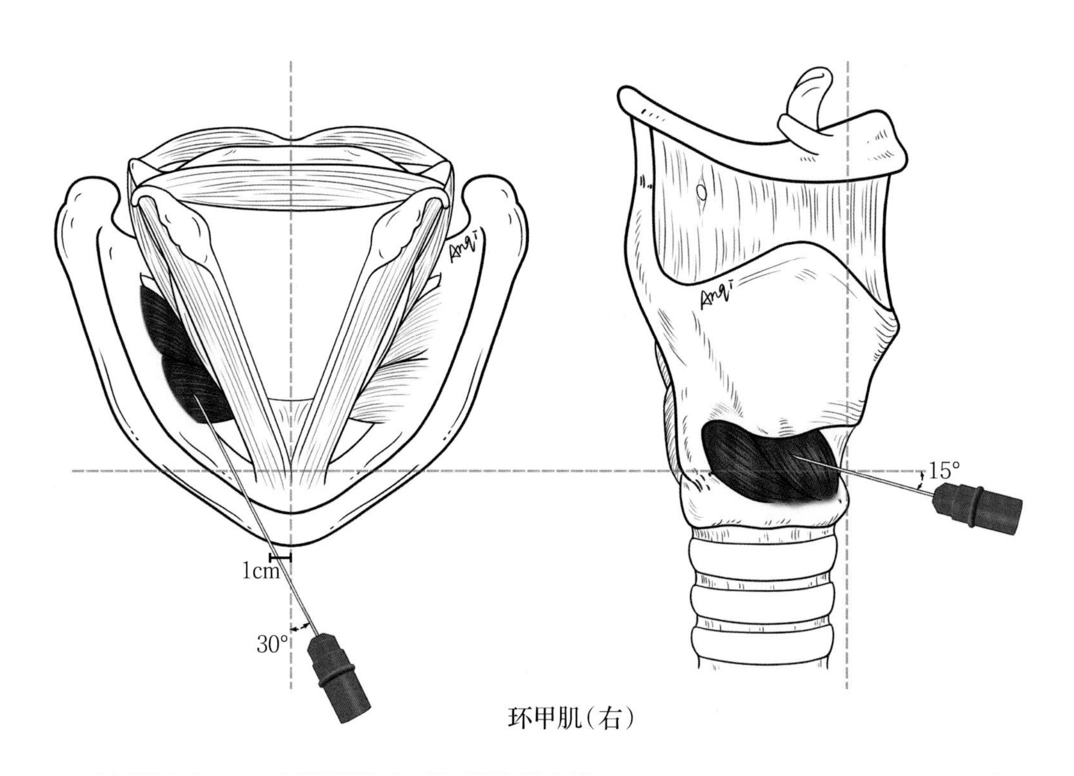

图 3-23　环甲肌检测时的针电极进针示意图（右）

2. 甲杓肌　甲杓肌检测位置从环甲间隙中线外侧 0.2～0.3cm 处垂直于皮肤进针，穿过环甲韧带后向后、外上成 30°～45° 角进针。进针深度在男性为 2.0～2.5cm，在女性为 1.5～2.0cm（图 3-24）。

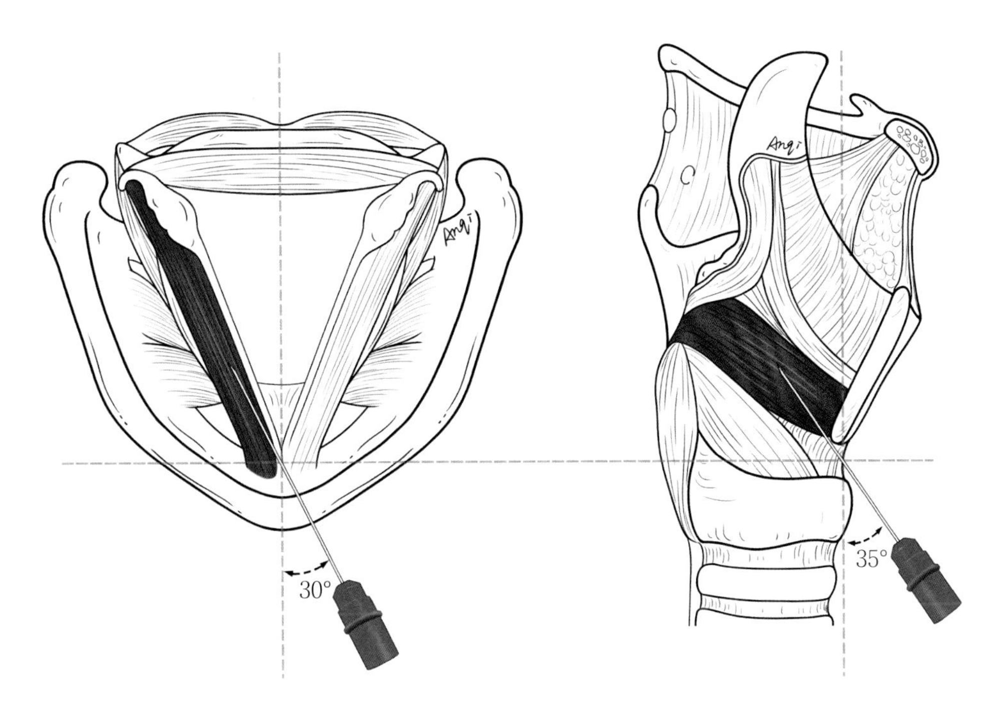

图 3-24 甲杓肌检测时的针电极进针示意图（右）

3. 环杓侧肌 环杓侧肌检测位置经环甲关节外侧甲状软骨与环状软骨之间隙向后进针。

4. 环杓后肌 环杓后肌检测的进针方式主要为正中入路及外侧入路。近年来多倾向于 Mu 及 Yang 在 1990 年提出的正中入路进行环杓后肌肌电检查——以环状软骨为标识，较外侧入路简便、易行，但应避免操作时进针过深损伤下咽及椎前组织。笔者团队常规选择经环甲膜滴入 0.5%～1% 丁卡因进行喉腔表面麻醉后，于环甲膜中点垂直于皮肤进针，针进入喉腔后水平略向外偏 15°～30° 向后达环状软骨板，继续穿过环状软骨板，此时会有突破感，进而进入环杓后肌。Yin 等报道选择外侧入路时，以一弯针电极在甲状软骨下缘与甲状软骨下角的交角处向后、中稍下进针 2.5～3.0cm，针电极先进入环甲肌，然后进入环杓侧肌，最后进入环杓后肌（图 3-25）。

5. 杓间肌 杓间肌检测位置经环甲膜滴入 0.5%～1% 丁卡因表面麻醉喉腔后，于环甲膜中点进针，进入喉腔后垂直向后上偏斜约 30°～50° 进入杓间肌。

通过观察受检者发音、呼吸等功能活动时喉肌肌电变化来确定进针的准确性。

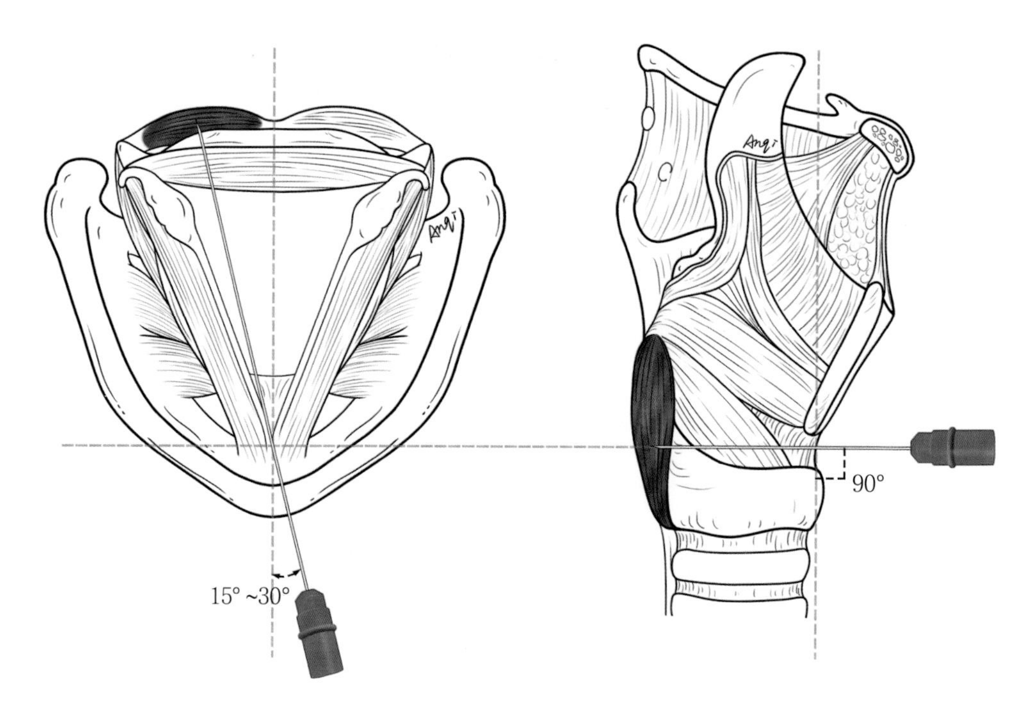

图 3–25 环杓后肌检测时的针电极进针示意图(右)

(二)检查步骤

肌电图检测进针后,需要通过观察受检者在肌肉放松状态及呼吸、发音、吞咽等不同功能活动时喉肌特征性肌电变化对针电极位置进行调整,进而进行。环甲肌在由低调至高调发 /i/ 音过程中肌电募集明显。甲杓肌在发音及屏气时肌电募集明显。环杓侧肌在发音及屏气时肌电募集明显。环杓后肌在深吸气时肌电募集明显。2005 年及 2006 年笔者团队首次在国内报道将音频信号与肌电信号双通道同步输入,实时观察发音与非发音状态下喉肌电生理改变情况,利于喉神经肌肉疾病的诊断。检查时,示波器上观察运动单位电位及自发电位时扫描速度通常设定为 10ms/ 格,灵敏度为 100μV/ 格;观察募集相时扫描速度为 500ms/ 格,灵敏度为 500μV/ 格或根据肌电变化调整。

在临床进行喉肌电图检查时的顺序建议依次为甲杓肌、环杓后肌、环甲肌,必要时还可以进行环杓侧肌及杓间肌检查。确定进针位置后,略移动针电极观察喉肌插入电位,并在受检者平静呼吸、深呼吸,低调、正常音高、高调发 /i/ 音,咳嗽、吞咽、屏气等不同功能活动状态时记录喉肌的单个运动单位电位、多个运动单位电位特征。还可以进一步进行喉肌干扰型量化分析（波幅/折转数分析，IPA）、喉肌与喉功能活动的同步化分析。

（1）平静呼吸时测定各喉肌运动单位电位的波形、波幅、时程、相位。

（2）轻度、中度、重度不同收缩力量（内收肌为低调、正常及高调发 /i/ 音，外展肌为轻、正常及深吸气）时募集特征以及最大收缩力度时募集相最大电位，各喉肌波幅/转折数。

（3）喉肌肌电活动与各功能活动的时域关系及强弱变化。

二、肌电图特征

肌肉运动单位电位特征是判断神经肌肉功能正常与否的最基本的指标，运动单位电位的缺失、减少或异常往往提示存在神经肌肉病变。喉肌运动单位电位的波形多为双相或三相，波幅范围变化较大，随喉肌活动增强。

（一）肌电特征

喉肌与其他肢体肌肉不同，属于小肌肉，肌纤维短而纤细，且多同时含有张力纤维和期相纤维，故喉肌平静状态下亦无法完全电静息。笔者团队研究发现，每块喉内肌并非具有单一的声带内收或外展功能，喉的各种生理功能是所有喉肌共同协调配合参与的结果。平静状态下甲杓肌、环甲肌和环杓侧肌均有少量肌电电位发放，杓间肌和环杓后肌平静状态下肌电较其他喉内肌更为活跃。

1. 运动单位电位　喉肌运动单位电位与拇短展肌、手骨间肌等小肌肉相似，而与股四头肌、肱三头肌等大肌肉明显不同，波幅较小、时程较短，这主要与喉单个神经纤维支配的肌肉数量较大肌肉少有关。既往文献报道，喉肌运动单位电位波形多为双相或三相，单相电位仅占 15%，多相电位通常小于 4%；电位波幅 100～300μV，时程 2～7ms。笔者团队研究发现，喉肌运动单位电位波幅变化范围较大，一般为 150～700μV，平均约 280～460μV，其中环杓后肌波幅最大，环甲肌次之，甲杓肌最小。运动单位电位时程一般为 3～8ms，其中杓间肌时程最短，环杓后肌稍长；喉肌运动单位电位相位多为 1～3 相，极少数为 4 相以上（见图 3-18）。

不同年龄段人群的喉肌运动单位电位差异不明显。有研究表明，包括婴儿在内的儿童的运动单位电位各参数值与成人大致相似，20 岁的成人与 3 月龄的婴儿相比，运动单位电位的波幅和时程仅升高 20%。但 Knutsson 研究发现，受检者甲杓肌运动单位电位的时程在 20～30 岁与 40～60 岁人群有显著差异，较其他喉内肌受年龄影响更明显。2000 年 Takeda 报道，60 岁前随年龄升高，喉肌运动单位电位时程无显著变化，肌肉接受神经冲动后的反应速度变化不明显；60 岁以后，时程显著延长。Perie 认为，在一条喉肌肌纤维上多个神经末端是由同一轴突发出的，不随年龄改变，故其肌电活动也不易受年龄影响。

喉肌运动单位电位存在性别差异。Marjak 等发现，男性环甲肌、甲杓肌动作电位波幅显著高于女性。

2. 募集相 随喉肌活动增强，运动单位募集增多、放电频率增加、波幅增大，肌电呈密集相互干扰的波形。喉肌最大力收缩时，各运动单位同步化，肌电募集呈干扰相，最大收缩比轻度收缩电位波幅增加 80%～200%，最大电位波幅可达 4 000μV，各受检者之间差异较大（图 3-26）。

若喉肌运动单位电位的波幅、时程、相位异常，最大募集相电位异常增大或减弱，提示存在喉神经肌肉病变（见图 3-22）。

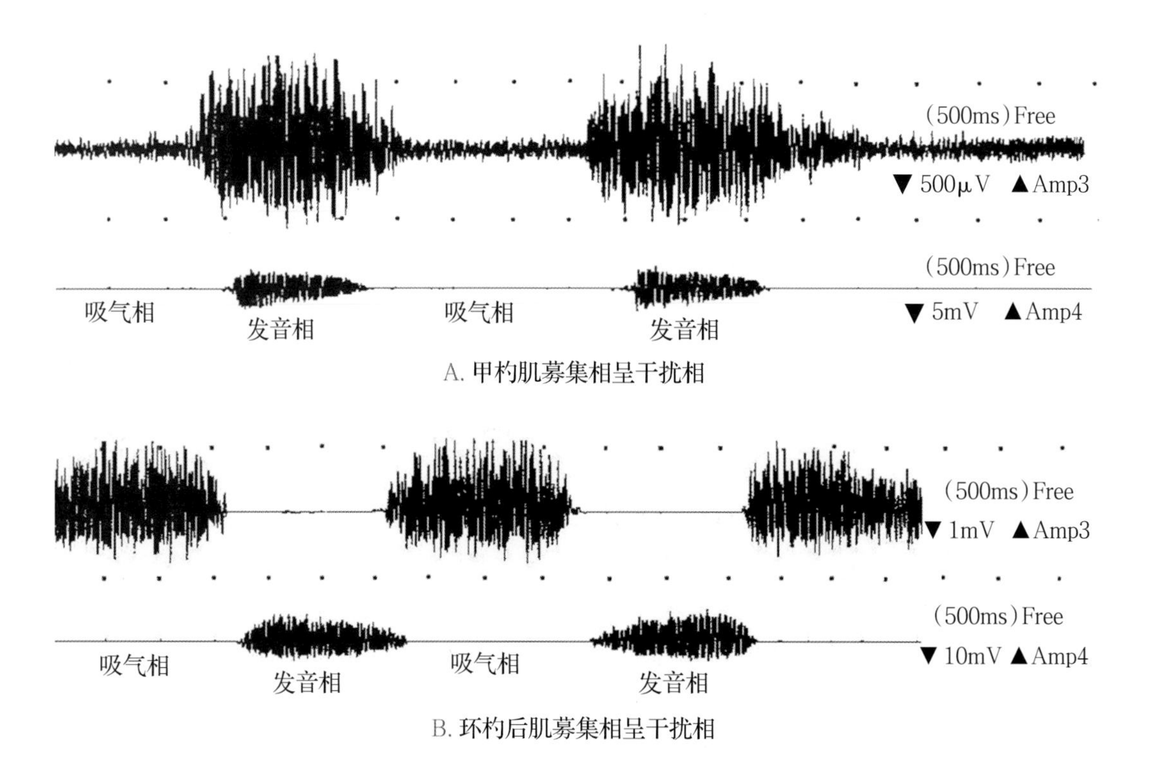

A. 甲杓肌募集相呈干扰相

B. 环杓后肌募集相呈干扰相

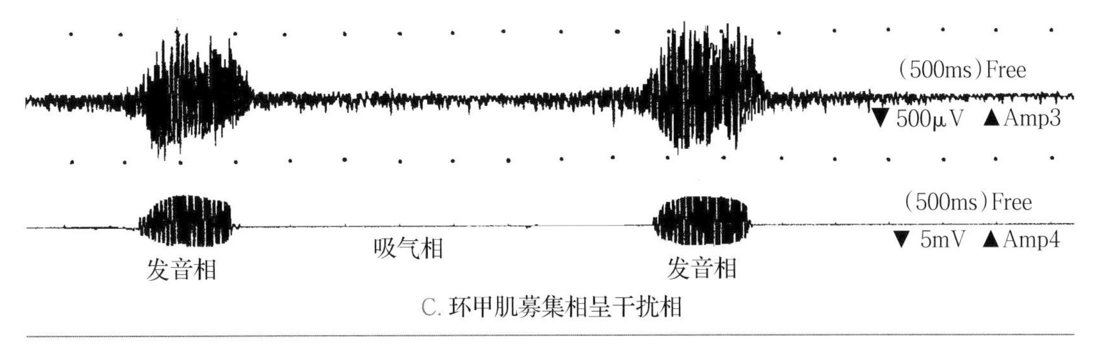

图 3-26 喉肌正常募集相(上线为喉肌电图信号,下线为发音信号)

(二)喉肌与喉功能活动

在中枢神经系统的支配下,喉肌间相互协调配合共同完成喉部运动,包括声门的开放和闭合等。Hillel 曾采用钩状丝电极对喉肌进行检测发现,正常状态下喉肌活动有一套"固定模式",即在正常的发音之前喉肌已开始收缩或舒张,喉肌电图上呈现相应肌电活跃或抑制。笔者团队研究发现,发音时甲杓肌、环甲肌、环杓侧肌和杓间肌提前 280～380ms 收缩,其中环杓侧肌最早,甲杓肌次之;同时环杓后肌松弛,肌电抑制。发音活动开始后,喉内收肌肌电持续活跃,但比前期略减弱。发音结束前约 120～230ms 内收肌肌电活动开始减弱,而环杓后肌肌电则开始活跃,使声门开放、发音停止。

咳嗽时与发音过程相似,喉内收肌提前 340～450ms 收缩,肌电活跃,同时环杓后肌提前松弛,声门快速短暂闭合,产生咳嗽动作;随后喉内收肌肌电减弱,环杓后肌肌电活跃,声门快速开放。吞咽时各喉肌同时收缩,肌电活跃。

笔者团队还发现,喉肌肌电不会出现完全的电静息状态。在快速吸气声门开大时,甲杓肌和环甲肌仍有肌电干扰现象,而高调发音时的环杓后肌也不是完全静息状态。上述结果也提示,在对发声障碍患者进行发音康复训练时,要避免肌肉的过度紧张,保证喉部肌肉的协调作用。

既往将喉内肌分为声门开大肌和内收肌群,但越来越多的研究证实,喉的每一项功能活动的完成都是所有喉肌协同完成的,因此喉内肌以协同肌和拮抗肌来划分是不甚合理的。

（三）喉肌与发音

环甲肌持续活跃可使嗓音基频升高，音高提高。Baer 于 1976 年发现，环甲肌运动单位的收缩可引起明显嗓音基频的变化，从而推断频率微扰的形成与喉肌神经肌电活动有关。Milner-Brown 等认为运动单位激活后引起肌肉轻度收缩，肌肉张力改变，从而改变声带的张力，使基频发生轻微的变化。环甲肌运动单位收缩后，基频升高，于 70～80ms 达到峰值。Charles 认为，各喉肌运动单位电位发放与基频改变达峰值之间的时间是不同的，甲杓肌约 5～20ms，环甲肌约 6～75ms。基频为 100～120Hz 时，甲杓肌运动单位电位发放后肌肉收缩，基频变化 0.5～1.0Hz，持续 15～30ms；基频为 130～250Hz 时，甲杓肌运动单位电位释放后基频变化在 1Hz 以上的振荡性改变可持续 50～70ms，这可能是女性频率微扰值通常较高的原因。

国外有研究报道，发重音、强调句及元音前停顿时，环杓侧肌和甲杓肌活动达高峰，这是两肌肉在声门关闭和发音起始时的额外肌电活动；而发清辅音时，环杓侧肌和甲杓肌活动抑制，环甲肌和杓间肌活动增强。环甲肌和带状肌还参与了滑音的发音过程。

（四）神经损伤肌电特征

1. 失神经电位　神经损伤后，失神经支配的肌肉静息状态下会出现某些自发电活动，即失神经电位，如纤颤电位、正锐波等，典型者呈规律性发放。纤颤电位和正锐波可作为肌肉失神经支配的特征性依据，当一块肌肉至少 2 个不同的部位出现失神经电位重复发放，提示下运动神经元疾病和神经损伤。失神经电位多在损伤 2 周以后出现并增多，损伤后 1 个月失神经电位发放达高峰（见图 3-20）。

2. 再生电位　神经损伤后再生的神经通常分支较损伤前更广泛，导致运动单位电位的波幅较正常更大，持续时间更长，又被称为巨大多相位电位。有的患者在神经损伤 2 周后可检测到再生电位，而多数患者则在损伤 1 个月后可以检测到再生电位，表现为多量多相波或小而杂的肌电波或肌电大波，波幅可达 1 000μV 或更高（见图 3-21）。

随病程延长，失神经电位减少，再生电位增多。病程至半年以后，失神经电位稀少或消失，而肌电主要为再生电位，但募集差，表现为同步化程度差或发放频率低。解剖学研究发现，喉返神经中内收肌纤维含量占 75%，外展肌纤维仅占 25%。神经损伤后，内收肌纤维的再支配恢复快,外展肌纤维恢复差。

总之,喉神经麻痹患者不同时间的肌电表现各不相同,各种病理性肌电变化(如失神经电位和再生电位)是神经损伤或再生的重要标志。

(五)其他特征性分析

募集相的转折-波幅分析(turns/amplitude analysis)亦称肌电量化分析。随肌肉收缩力量的增加,越来越多的运动单位被募集,发放率也增大。肌肉中等用力收缩时,运动单位电位重叠,即干扰相。在单位时间内,计数大于100μV电位变化,即转折的数目(turns,T),测量其平均波幅(amplitude,A),并计算两者的比值(A/T),可了解肌肉收缩时运动单位电位发放的同步化程度和肌电发放的频率情况,从而反映神经支配及肌肉活动的信息。转折-波幅分析是诊断、衡量神经损伤及恢复情况的重要手段。神经损伤后,骨骼肌张力升高,肌电波幅升高,而转折数升高不明显,A-T曲线斜率增大;神经再生后,转折数可复升高。有研究发现,随音高升高,甲杓肌和环甲肌肌电转折次数和波幅均有升高,其中环甲肌显著升高。而音量增加时甲杓肌和环甲肌肌电转折次数和波幅变化不明显。笔者团队通过对比分析后得出结论,增大喉内收肌负荷的最有效方法是同时提高嗓音音高和音量,其中音高较音量的作用更大。咳嗽和屏气亦会使喉肌负荷增加,但前者维持时间短暂,且不稳定,后者强弱程度不易控制。对于开大声门的环杓后肌,轻、中、深度吸气可使其收缩力量逐渐增大。

在对较大的骨骼肌进行量化分析时发现,在最大收缩力量30%以下时,波幅和转折数随收缩力量成比例升高,到达30%~50%最大收缩力量后,随收缩力量增大,转折数反而略有降低。由于对喉肌收缩力量进行准确量化很困难,因此只能大致分为轻、中、重度收缩。笔者团队研究发现,各喉肌在收缩力量的持续升高过程中,同步化程度亦持续升高,直至最大收缩(最高音高、最大音量发声时)。喉神经肌肉疾病患者,如喉返神经麻痹、痉挛性发声障碍等,喉肌干扰相波幅和转折数与正常不同。

第五节 喉神经传导功能检查 Laryngeal Nerve Conduction Study

作为常规喉针电极肌电图检查的良好补充,喉神经传导功能检查(laryngeal nerve

conduction study）是检测周围神经功能的可靠方法，可用于评价神经的损伤情况，Hodes 等于 1948 年首次将其应用于临床。神经传导功能检查主要分为运动神经传导功能检查及感觉神经传导功能检查。运动传导功能检查主要是对神经干给予超强刺激，在该神经远端支配肌肉上记录神经诱发电位（nerve evoked potential），即复合肌肉动作电位（compound muscle action potential，CMAP）（M 波）。通过对 CMAP 的特征包括潜伏期、波幅、时程等参数进行量化分析，判断运动神经的传导功能。CMAP 是在记录电极区域该神经支配的肌纤维电活动的总和。常规的运动神经传导功能检查主要检测神经传导速度。但由于喉部神经走行曲折，且检测点距喉肌距离较近，不易准确测量神经传导速度，因此喉神经传导功能检查与其他肢体神经不同，主要依靠喉神经诱发电位 CAMP 特征来判断。笔者团队于 2002 年将喉针电极肌电图与喉神经传导功能检查联合应用于喉神经及后组脑神经疾病的诊断与功能评估中，可提高诊断的效率。本节重点介绍喉神经传导功能检查特征。

一、基本原理

复合肌肉动作电位的特征包括潜伏期、波幅、时程、波形等（图 3-27）。

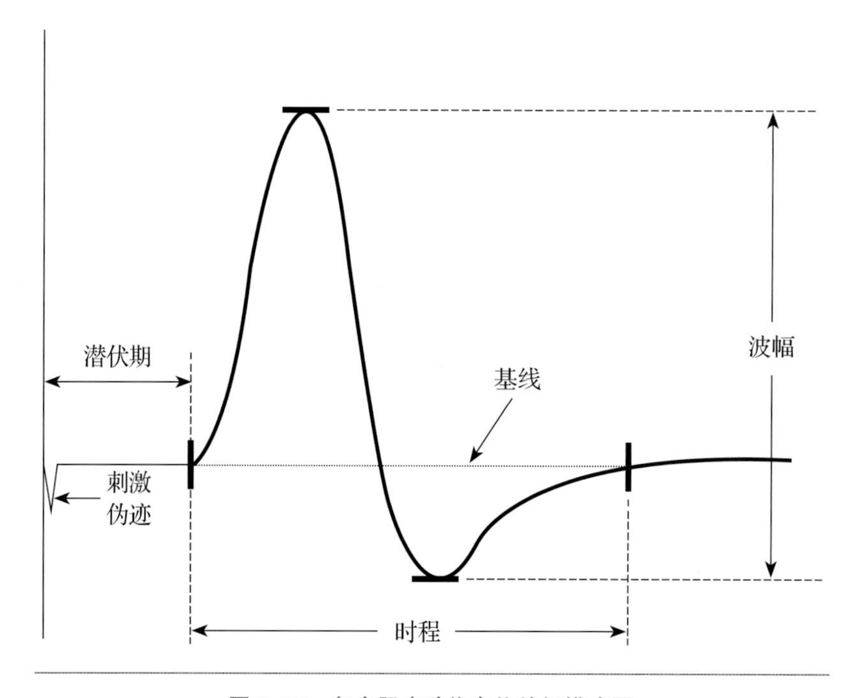

图 3-27 复合肌肉动作电位特征模式图

1. 潜伏期 CMAP 潜伏期(latency)指从刺激到基线初始偏离的时间,即传导速度最快的神经纤维传递神经冲动到达肌肉,引起肌电反应的时间,反映神经髓鞘功能。在运动传导的检测中涉及的是末端运动潜伏期(distal motor latency,DML),即从远端刺激到 CMAP 起始点的时间,通常以 ms 为单位。运动潜伏期包括三个时段:①从刺激点至神经末梢的传导时间;②神经末梢至运动终板的神经肌肉传递时间;③冲动在肌纤维上的传导时间。

2. 波幅 CMAP 波幅指基线至负相波波峰间的距离或正负波波峰间距离,反映参与混合神经肌肉动作电位的肌纤维的数量和同步兴奋的程度,通常以 mV 为单位。通常选择正负波波峰间距离进行分析。

3. 时程与波形 CMAP 时程是从指肌肉动作电位偏离基线开始至再次回到基线的时间,反映肌肉运动单位电位发放的同步化程度。一般采用负相波的时程或总时程(从肌电信号产生至最后正相波峰后回到基线),通常选择总时程进行分析。同步化兴奋程度越低,波幅越小、时程越宽,波形越离散。

二、基本操作

1. 电极放置 神经传导检测一般使用盘状表面电极和环指电极,也可使用单极针电极或同芯针电极,目前后者应用较广泛。

(1)记录电极:运动神经传导功能检查时,将记录电极置于肌腹,参考电极置于远端的肌腱或骨关节处。

(2)刺激电极:运动神经传导功能检查时,阴极置于神经走行的远端,阳极在近端 2cm 处,而 F 波测定时将阴极置于近端。

(3)地线:置于刺激电极与记录电极之间,良好的地线可以明显减少干扰。

2. 刺激强度和时程 从较小电流开始逐渐加量,运动传导测定时应对神经干予以超强刺激,一般以诱发出最大 CMAP 的刺激强度再增加 10%～30% 电量为宜。刺激时程一般为 0.1～0.2ms(必要时为 0.3～0.5ms)。

3. 检查步骤 测定喉神经诱发电位时,应用单极针电极或同芯针电极刺激喉返神经,喉上神经内、外支或迷走神经,检测相应喉肌诱发电位反应的潜伏期、时程、波幅及波形特征。刺激电极进针位置:①喉返神经,经环状软骨下 2.0～2.5cm、气管旁进针;②喉上神经,经舌甲膜或外侧进针,内支刺激点在舌甲膜、甲状软骨上角内侧偏上,外支刺激点则在甲状软骨上角外侧;③迷走神经,经胸锁乳突肌中下 1/3 交界处外侧进针,刺入约 2.0cm。

刺激电极进针后,以 6.0～24.0mA 电流刺激喉神经,观察记录相应喉肌诱发电位特征。因喉返神经与喉上神经行程较短且纤细,刺激电流强度 6～10mA 或以上,方能获得准确稳定的诱发电位。

三、神经诱发电位特征

喉神经诱发电位与其解剖生理相关,诱发电位的潜伏期、时程、波幅与波形是重要的评估参数。

神经诱发电位的潜伏期是指神经在受到刺激后引起肌电反应的时间,反映神经髓鞘功能。诱发电位波幅和时程则反映喉肌运动单位反应的大小和同步化程度,波幅反映所测肌纤维的数量和同步兴奋的程度。喉神经诱发电位潜伏期及时程比较稳定,变化范围小,可大致反映喉神经传导情况,是确定喉神经损伤最有临床意义的指标。神经早期脱髓鞘改变而无轴索损害时,肌电图检查可以正常,神经诱发电位特征表现为潜伏期延长。继发轴突损害时诱发电位波幅明显减低,同时肌电图可见异常自发电位及神经源性损害的 MUP。

2006 年及 2007 年笔者团队在国内外分别报道了声带运动不良患者及正常喉神经诱发电位特点,包括喉返神经、喉上神经和相应的喉内肌(甲杓肌、环甲肌、环杓后肌、环杓侧肌和杓间肌),并提出了我们实验室喉神经诱发电位潜伏期、时程的正常参考值范围。喉返神经和喉上神经外支,诱发电位潜伏期大致稳定在 1.4～1.9ms(平均 1.7ms)。诱发电位的波幅喉上神经通常在 0.6mV 以上,喉返神经通常在 1.0mV 以上。但诱发电位波幅影响因素多,与进针点、进针深度及个体差异等多种因素有关,未发现明显性别和年龄差异(表 3-2,图 3-28)。

表 3-2　喉神经诱发电位正常参考值

神经	肌肉	潜伏期($\bar{x}\pm s$)/ms	时程($\bar{x}\pm s$)/ms	波幅($\bar{x}\pm s$)/mV
喉返神经	甲杓肌	1.7±0.3	6.0±1.5	7.6±5.3
	环杓后肌	1.8±0.5	5.2±1.1	4.4±3.3
	杓间肌	1.8±0.2	5.7± 0.9	2.4±1.5
喉上神经	环甲肌	1.7±0.4	7.6± 2.7	4.9±4.3

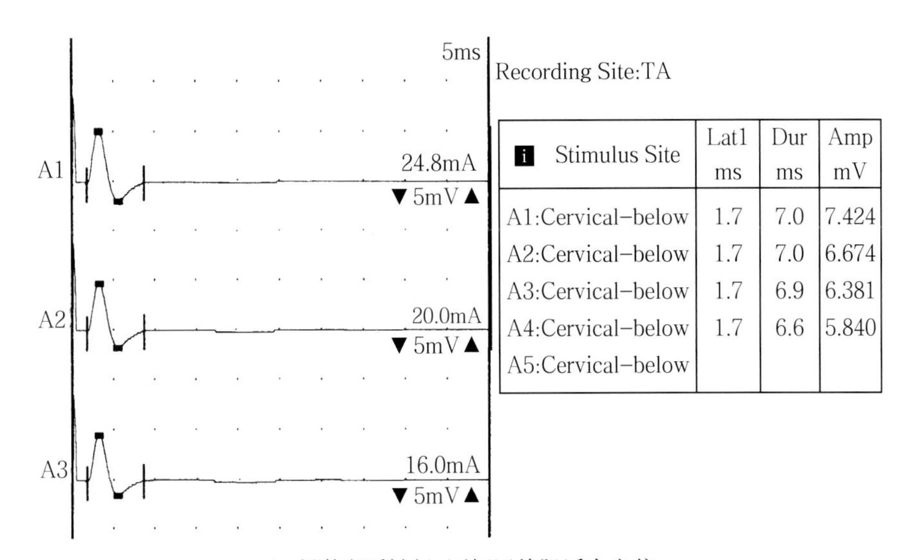

A. 刺激喉返神经，同侧甲杓肌诱发电位

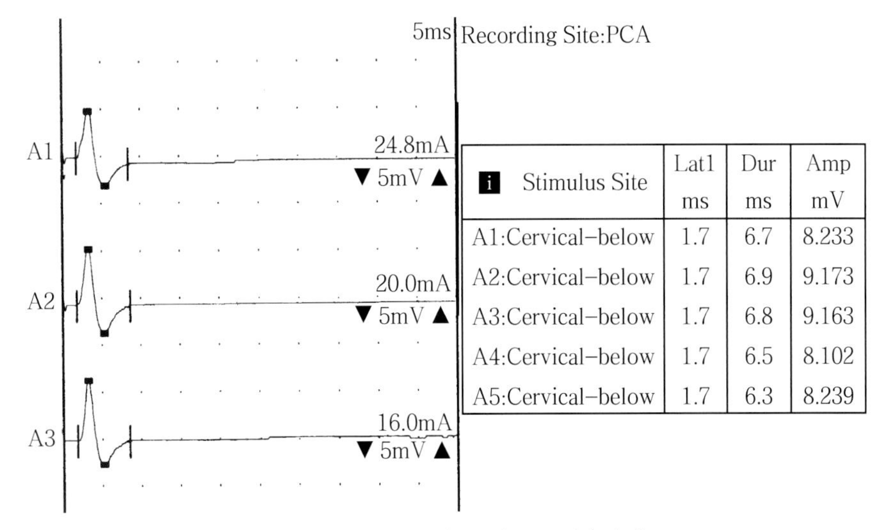

B. 刺激喉返神经，同侧环杓后肌诱发电位

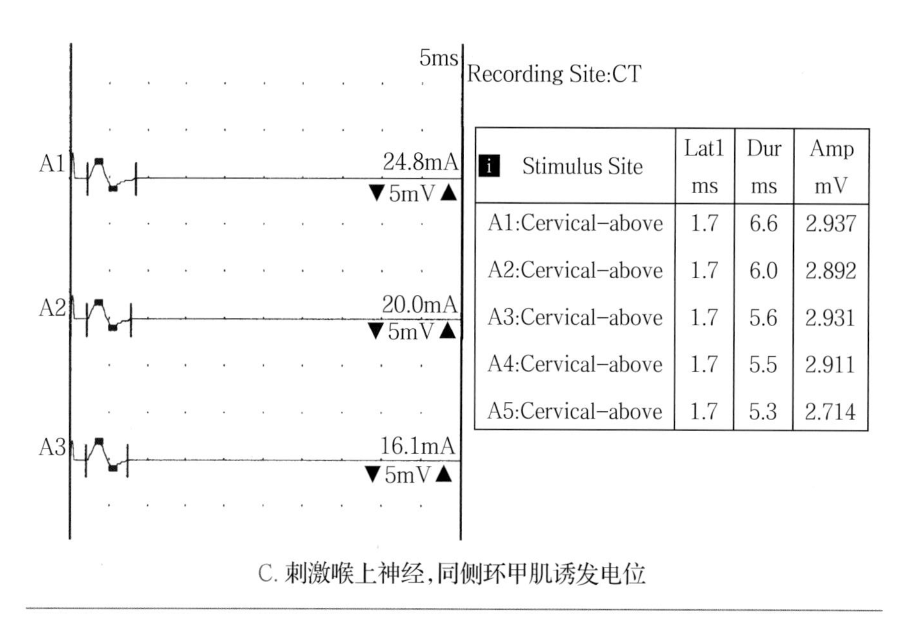

C. 刺激喉上神经，同侧环甲肌诱发电位

图 3-28　正常喉神经诱发电位

笔者团队研究发现，在刺激双侧喉返神经或迷走神经时，都可在杓间肌引出正常诱发电位，且双侧潜伏期、波幅和时程大致相等，这也证实了杓间肌是受双侧神经支配的特点。

双侧喉返神经走行不同，因此刺激双侧迷走神经颈段引出喉肌诱发电位的潜伏期亦不同，左侧明显长于右侧，时程和波幅大致相同。测定迷走神经颈段及喉返神经近喉段的诱发电位，对于确定神经损伤部位具有重要的意义。由于外伤、手术等引起的喉返神经或迷走神经损伤，在神经损伤的早期 1 周以内，损伤远端的神经功能可正常，可引出大致正常的肌电诱发电位，而损伤近端神经传导阻断，诱发电位消失或异常。因此，神经损伤早期的喉返神经诱发电位检查，可有助于诊断神经损伤的部位。

异常神经传导的判断可根据各自实验室或公认的标准进行判断，一般认为超出正常值范围或超出均值的 20% 为异常。潜伏期延长、传导速度减慢、诱发电位波幅降低都可判断为异常。据笔者实验室资料，若喉神经诱发电位的潜伏期明显延长，波幅减小，时程明显延长或缩短，则提示神经功能部分受损。神经损伤严重者诱发电位无法引出（图 3-29）。

随着甲状腺及其他颈部手术的广泛开展，为防止喉返神经损伤，可在手术中进行

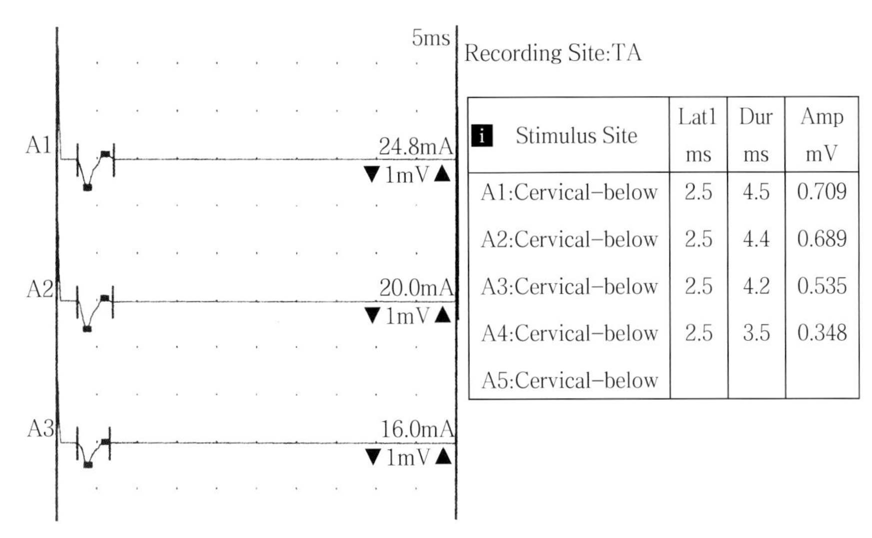

Stimulus Site	Lat1 ms	Dur ms	Amp mV
A1:Cervical–below	2.5	4.5	0.709
A2:Cervical–below	2.5	4.4	0.689
A3:Cervical–below	2.5	4.2	0.535
A4:Cervical–below	2.5	3.5	0.348
A5:Cervical–below			

A. 刺激喉返神经，同侧甲杓肌诱发电位潜伏期延长，波幅减小

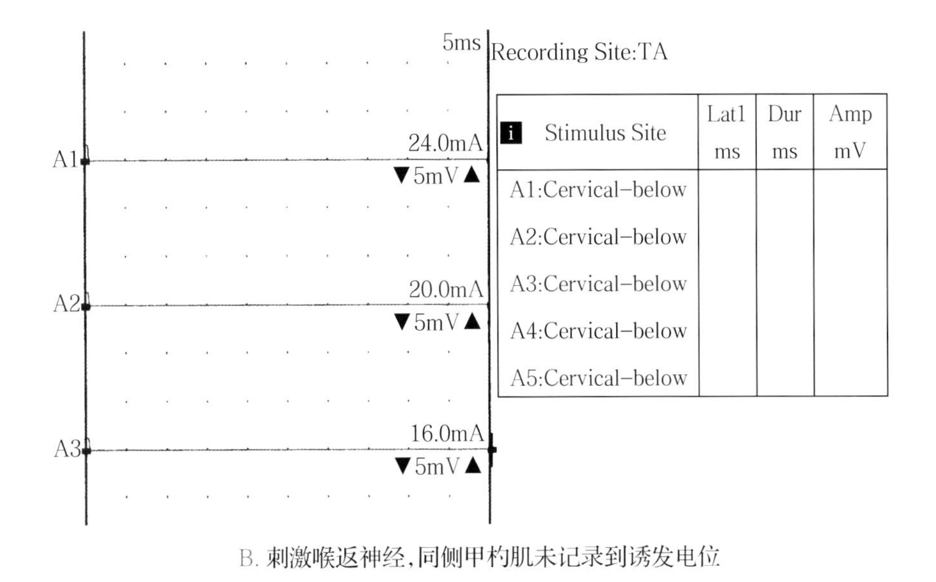

Stimulus Site	Lat1 ms	Dur ms	Amp mV
A1:Cervical–below			
A2:Cervical–below			
A3:Cervical–below			
A4:Cervical–below			
A5:Cervical–below			

B. 刺激喉返神经，同侧甲杓肌未记录到诱发电位

图 3-29 喉返神经损伤异常诱发电位

喉神经功能监测，及时发现神经损伤并采取相应措施。监测时经皮或经口进针，将电极固定于术侧甲杓肌及环杓后肌。术中神经监测是应用电生理技术监测神经功能完整性的一项技术，在甲状腺手术中可通过该技术判断喉返神经的完整性及电生理功能状态，从而起到分离、保护喉返神经的目的。目前术中神经监测主要有间断性监测和连续性监测两种，前者较为常用，设备主要分为记录端（接收电极）、刺激端（刺激探针）和 EMG 监测主机。术中神经监测的类型有气管插管监测和针电极监测，前者具有设

置简单、非侵入性等特点，目前在临床中广泛应用。气管插管电极监测应用带有表面电极的气管插管与声带接触，与刺激探针及检测仪配合，形成“探针—神经—声带—声带电极—仪器”的闭合回路。在探针与声带电极之间任意一个区域的神经损伤均可导致探测波幅的减小或消失。随着神经监测技术的发展，神经监测设备已演化为以肌电图相关参数为量化指标的电生理检测模式，可以在术中更有效定位、显露和分离喉返神经，并可用于甲状腺手术中对喉返神经功能的预测及鉴定损伤部位等。

此外，喉上神经内支支配声门上部黏膜的感觉，刺激喉上神经内支后，神经冲动沿神经上行至脑干反射中枢，中枢发出信号沿运动神经（喉返神经）下行，可引起同侧和对侧甲杓肌和环杓侧肌等喉肌的反射性收缩，导致声门关闭。笔者团队研究发现，在部分受检者相应甲杓肌、环杓侧肌和环甲肌上可以记录到潜伏期较长的两组反射波 R1 和 R2，这两组波的潜伏期远远长于运动诱发电位，波幅明显较低，时程较长（图 3-30）。R1 和 R2 随刺激强度的增大变化并不同步，且并非所有的受检者都可以记录到稳定的 R1 和 R2，有部分患者仅可观察到 R1 或 R2，或两者都不能记录到。因此笔者认为，R1 和 R2 应该是相对独立的两组波，有其独立的中枢反射通路。进一步深入研究正常和病理状态下 R1 和 R2 的特点将有助于喉感觉神经异常、乃至喉肌反射中枢和运动反射异常的诊断和鉴别。

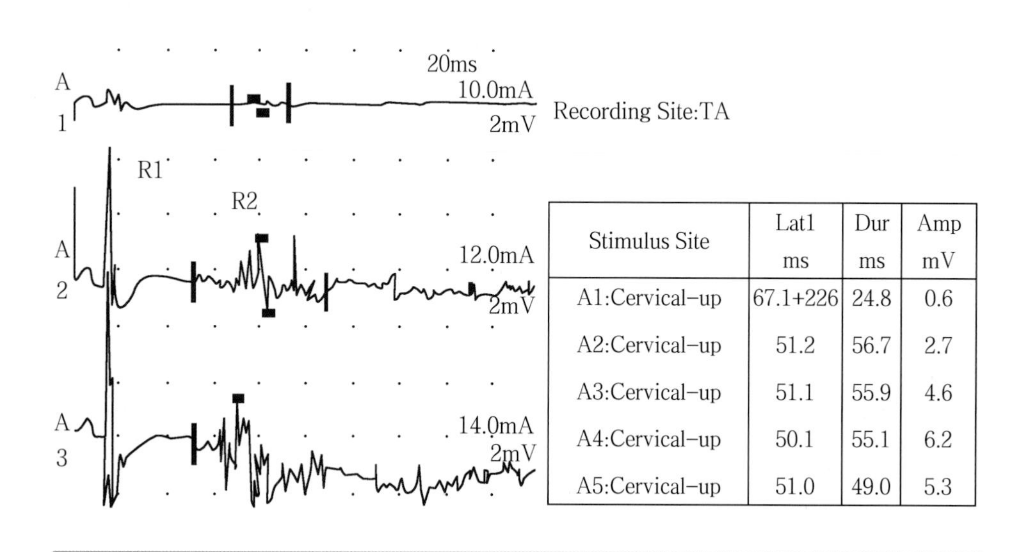

Stimulus Site	Lat1 ms	Dur ms	Amp mV
A1:Cervical-up	67.1+226	24.8	0.6
A2:Cervical-up	51.2	56.7	2.7
A3:Cervical-up	51.1	55.9	4.6
A4:Cervical-up	50.1	55.1	6.2
A5:Cervical-up	51.0	49.0	5.3

图 3-30　刺激喉上神经内支，同侧甲杓肌诱发电位

第六节 其他电生理检查 Other Electrophysiological Examinations

一、重复神经刺激

重复神经刺激(repetitive nerve stimulation,RNS)技术是最常用的检测神经肌肉接头疾病的方法,电极的放置同运动神经传导功能检查,在刺激过程中超强重复刺激周围神经。重症肌无力患者多采用频率 < 5Hz(1Hz、3Hz)的低频刺激,持续时间 3s 或连续 10 个波形;测量第 1 波和第 4 或第 5 波的峰 - 峰值变化的递减百分率,即衰减率。健康人重复神经刺激衰减率约为 0%,最大不超过 6%。下降 10%～15% 以上为低频衰减。

喉神经重复神经刺激检查:在以上喉肌电及神经诱发电位检查基础上,以低频(1Hz、3Hz)重复刺激喉返神经和喉上神经,检测相应喉肌诱发电位的波幅衰减情况。笔者团队研究发现,喉神经重复刺激衰减率以大于 10% 为阳性标准,对于重症肌无力患者受累喉肌的检测更为灵敏(图 3-31、图 3-32)。

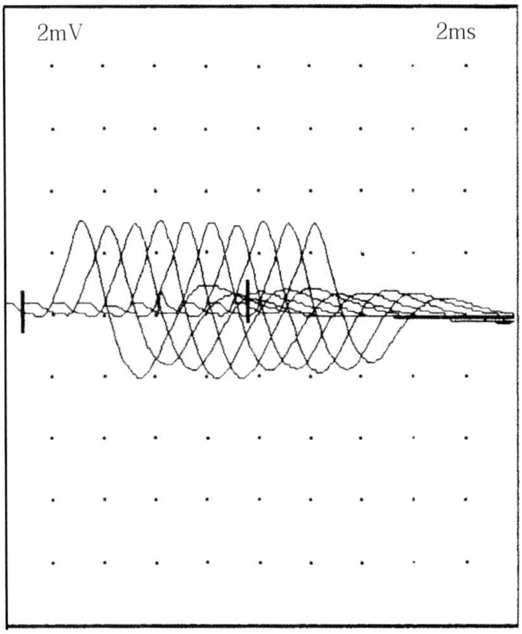

2mV 2ms

Stim Freq: 1Hz	No.in Train: 10
Stim Dur: 0.1ms	Stim Rjct: 0.5ms
Time: 14:50:37	
Comment:	

Pot No.	Peak Amp mV	Amp. Decr %	Area mVms	Area Decr %	Stim. Level
1	2.94	0	9.87	0	10.0mA
2	2.74	7	8.37	15	10.0mA
3	2.85	3	8.86	10	10.0mA
4	2.94	0	9.55	3	10.0mA
5	2.90	1	9.55	3	10.0mA
6	2.85	3	8.80	11	10.0mA
7	2.80	5	8.65	12	10.0mA
8	2.89	2	9.21	7	10.0mA
9	2.84	3	8.73	12	10.0mA
10	2.79	5	8.00	19	10.0mA

图 3-31 正常环甲肌重复神经刺激反应表现(刺激频率为 1Hz)

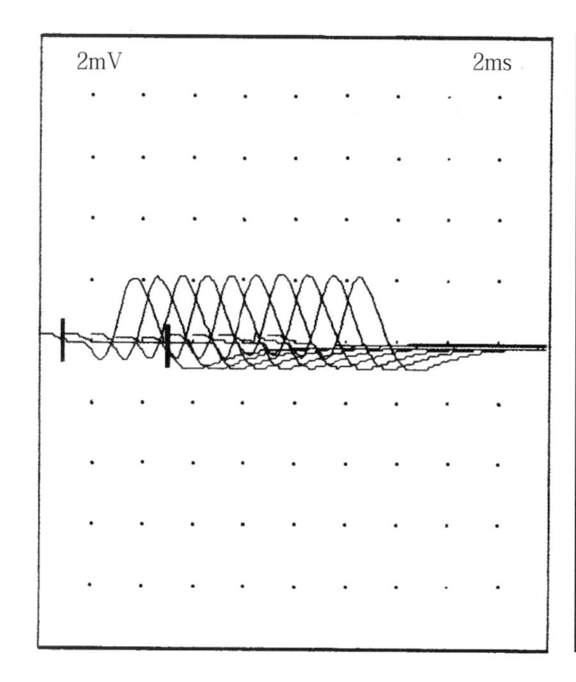

Stim Freq:	3Hz	No.in Train:	10
Stim Dur:	0.1ms	Stim Rjct:	0.5ms
Time:	13:44:28		
Comment:			

Pot No.	Peak Amp mV	Amp. Decr %	Area mVms	Area Decr %	Stim. Level
1	2.03	0	3.17	0	10.0mA
2	2.07	−2	3.15	1	10.0mA
3	2.13	−5	3.15	1	10.0mA
4	2.16	−6	3.18	0	10.0mA
5	2.19	−8	3.19	−1	10.0mA
6	2.17	−7	3.22	−2	10.0mA
7	2.16	−6	3.26	−3	10.0mA
8	2.11	−4	3.23	−2	10.0mA
9	2.10	−3	3.22	−2	10.0mA
10	2.09	−3	3.15	1	10.0mA

图 3–32　正常环甲肌重复神经刺激反应表现（刺激频率为 3Hz）

二、单纤维肌电图

同芯针电极可以记录代表肌肉兴奋的最小功能单位，即单个运动单位电位，但不能将同一运动单位内不同肌纤维的电位区别开来，而单纤维肌电图检查（single fiber electromyography，SFEMG）可记录肌肉兴奋时各不同肌纤维的细胞外动作电位，对于理解肌肉生理学和病理生理学有重要作用。但单纤维肌电图检查并非神经肌肉疾病的常规检查手段，主要用于诊断神经肌肉接头病或对神经肌肉病的神经肌肉接头再生功能的评价。单纤维针电极直径为 25μm，可收集针电极周边 1～3 根肌纤维的电活动。单纤维肌电图检查主要测量参数包括：①颤抖，即同一运动单位中不同肌纤维电位间间隔的变异性；②纤维密度，即电极记录半径范围内单纤维动作电位的数目。由于单纤维针电极昂贵易损，目前倾向于使用同芯针电极操作，但要注意当采用同芯针电极进行记录时，所记录到的电位数目并不能反映纤维密度。

Valerie 等研究认为，喉肌 SFEMG 对喉神经肌肉疾病和肉毒毒素注射后喉肌运动单位功能的评估具有重要作用。肌萎缩性侧索硬化患者的喉肌纤维密度和颤抖大于正常人，提示其存在神经肌肉接头传导和运动单位形态方面的缺陷。痉挛性失语患者接受肉毒毒素注射 7 个月后，肌纤维密度正常而颤抖升高，表明肉毒毒素可缓慢而持久地作用。单纤维肌电图检查对重症肌无力的诊断灵敏度高，但特异度较差，笔者团队尚无在喉部应用的经验。

第七节 肌电图检查原则及注意事项 Principles and Precautions in Electromyography

一、基本原则

喉肌电图检查需要经过专业培训，检查结果还应结合病史、体征及其他相关学科进行多系统的综合评估。肌电图检查中规范的操作方法和正确的解读能为临床提供关键信息。

1. 肌电图检查是临床检查的延伸，在进行肌电图检查之前必须对受检者进行充分的神经系统或其他专科评估。

2. 肌电图检查时需要根据受检者个体化特征，进行相应调整。

3. 如果肌电图检查结果存在异常，要排除技术因素并应重复检测。

4. 当肌电图检查结果和临床表现不吻合，要慎重解释结果并充分考虑与临床特征的关系。

二、肌电图检查的安全性和注意事项

1. 保证电源稳定和电线完整，遵守仪器使用的安全要求，专业人员定期检查设备，以防漏电，如出现电源线破损或机器外壳漏电现象应及时停止操作。

2. 肌电图检查前应充分对受检者解释并取得配合。

3. 喉肌电图检查常规在局部麻醉下进行，对于不能配合的受检者应慎重。

4. 伴有呼吸困难或双侧声带运动不良的患者检查需慎重，应评估检查的利弊；在操作过程中当受检者咳嗽剧烈、有明显的呼吸困难或喉痉挛时应终止操作。

5. 切勿将刺激电极置于心脏区域，在进行非神经诱发电位检查时刺激电极、记录电极和地线置于肢体同一侧，以减少通过躯体的泄漏电流。

6. 植入心脏起搏器的受检者应避免进行运动神经诱发电位的检查；植入心律转复

设备或除颤器的受检者，应咨询心脏专科医生，刺激电极应远离植入设备（距离15cm以上），接好地线，刺激电流时程限制在0.2ms内。

7. 对于血小板减少或因其他血液系统异常存在出血倾向或使用抗血小板制剂或抗凝血药的受检者，在采用针电极检查时，应评估利弊并对患者进行充分的说明。血友病或其他遗传性凝血功能障碍受检者应避免进行针电极肌电图检查。

第二篇　异常喉肌电图与病例精解

Abnormal Laryngeal Electromyographic Manifestation and Case Study

喉神经肌肉病变包括喉神经麻痹、神经肌接头病变、喉肌病变等，其中以喉神经麻痹最多见。可引起声带运动障碍或声门闭合不全，导致声音嘶哑、饮水呛咳或呼吸困难，严重者可危及生命。

喉肌电图检查对喉神经肌肉病变的诊断具有决定性作用，有助于辨别喉神经肌肉病变的程度及部位，确定声带运动障碍的性质［器质性（神经麻痹或环杓关节异常）或功能性］，评估预后。

第四章　声带麻痹 Vocal Fold Paralysis

声带麻痹(vocal fold paralysis)又称喉神经麻痹,是由于单侧或双侧喉返神经、喉上神经或迷走神经损伤导致声带完全或部分失神经支配所致的声带运动不良(vocal fold immobility)。以下以喉返神经麻痹(recurrent laryngeal nerve paralysis)为主进行详述。

一、临床特征

目前,喉返神经麻痹的确切发生率还不明确,先天性畸形、血管损伤、病毒感染、细菌感染、神经毒性药物应用、肿瘤以及创伤等因素都会导致喉返神经麻痹。

【病因】

喉返神经麻痹按神经损害的部位分为中枢性麻痹及周围性麻痹,以周围性麻痹多见,约占 90%。

(一)中枢性麻痹

1. 大脑皮层病变　迷走神经起源于延髓疑核,疑核接受同侧和对侧大脑延髓纤维,喉部运动受两侧皮层支配,皮层病变引起的喉神经麻痹者极为罕见,主要发生于双侧大脑皮层病变或是巨大病变累及两侧皮层运动中枢时。

2. 脑干病变　喉的运动神经核在延髓的疑核,某些中脑运动神经核(网状核),纹状体及锥体外系的病变(如动脉血栓、出血、肿瘤、延髓空洞症、脊髓灰质炎、流行性脑脊髓膜炎、多发性硬化、萎缩性肌强直、遗传性共济失调、癫痫、帕金森病、风湿性舞蹈症、脑软化等)可以引起喉神经麻痹。

(二)周围性麻痹

周围性麻痹主要指迷走神经核以下,喉返神经分出处以上的迷走神经或喉返神经损伤。由于左侧喉返神经的行程较右侧长,左侧喉返神经麻痹发病率较右侧约多 1 倍。2004 年 Myssiorek 综述了 14 篇有关单侧喉返神经麻痹病因的文献,显示不同专业、不同医疗机构、不同地域所报道的病因均存在差异。2007 年徐文、韩德民等总结了 87 例喉返神经麻痹的病因，其中上呼吸道感染及特发因素占 41.4%，手术损伤占 35.6%；而笔者团队近期对 2009—2021 年间的 989 例在首都医科大学附属北京同仁医院行肌电图检查确诊单侧声带麻痹患者病因的统计结果（未发表资料）显示，手术损伤占 44.1%（其中 53.7% 为甲状腺手术），感染及特发性因素占 43.6%，肿瘤累及喉部神经占 5.0%，外伤因素占 6.0%。

1. 创伤因素

（1）颅底或颈、胸部外伤。

（2）医源性损伤：很多外科手术操作都有损伤迷走神经或喉返神经的风险，最常见的原因包括颅底手术、颈部手术（尤其甲状腺手术）、颈动脉内膜剥离术、颈前入路颈椎手术、胸腔手术等。甲状腺手术是医源性喉返神经麻痹最常见的原因。此外，气管插管也会引起喉返神经麻痹，其原因可能为气管插管时喉返神经的前支受压于充气套囊与外侧甲状软骨间所致，但多数能够恢复。

2. 颅底、颈部、胸部肿瘤及其他病变 由喉外肿瘤引起喉返神经麻痹者占 17%～32%。1990 年 Furukawa 等的研究显示，在 69 例肿瘤导致的喉返神经麻痹中，28 例（41%）来自甲状腺，21 例（30%）来自肺部，14 例（20%）来自食管，3 例（4%）来自纵隔。

3. 放射治疗并发症 头颈部恶性肿瘤的放射治疗可以引起迷走神经或其他脑神经损伤。放射治疗后神经损害可能有 0.5～10 年的潜伏期。

4. 感染、中毒因素 部分患者在出现喉部症状前可有上呼吸道感染的病史。病毒感染、特异性炎症、化学物质中毒等都有导致喉返神经损伤的报道。

5. 特发因素 特发因素即未发现明确的病因。早期文献中特发因素所占比率较高。随着影像学技术的提高、喉镜检查的开展、实验室病毒滴定度的测定，特发性喉返神经麻痹的发病率较之前有所下降。文献报道，特发因素占 10%～27%，Benninger 等报道特发因素引起的单侧声带固定患者中 24% 可以自然恢复。

6. 其他因素 包括风湿性疾病、神经肌肉疾病（如重症肌无力等）、线粒体病、卟啉症、家族性低血钾性周期性麻痹、糖尿病引起的神经病变、甲状腺癌手术切除后放射性碘治疗、颈静脉血栓形成等均可以引起喉返神经麻痹。

【病理生理机制】

目前神经损伤的分类方法有许多种，1943 年 Seddon 将神经损伤的病理表现分为：①神经失用，神经无器质性损伤，只是暂时失去传导性；②轴突断裂，神经膜完整，连续性好，神经容易再生；③神经断裂，表现为神经干完全断裂，常无法再生。

1951 年 Sunderland 又将神经断裂分为：①伤及神经内膜，伴有神经内瘢痕，可以引起错向再生；②伤及神经束膜，损伤产生的瘢痕将会妨碍轴突再生；③伤及神经外膜，这意味着神经完全断裂。一般认为神经完全再生通常见于神经失用及轴突断裂损伤，而神经断裂时神经难以获得完全再生及功能恢复。

【临床表现】

喉返神经麻痹的临床表现较为复杂，因损伤原因、部位及程度而异。喉返神经内收肌支粗大，支配环杓侧肌、甲杓肌及杓间肌（也有文献报道后者由外展肌支支配）；外展肌支细小，仅支配环杓后肌。故当喉返神经受损时，外展肌最早出现麻痹，其次为内收肌。临床上根据喉内收肌及外展肌先后受累程度，分为喉返神经不完全麻痹及完全麻痹：前者指患侧外展肌支损伤，内收肌支尚正常；后者指患侧内收肌支及外展肌支均受损。

1. 单侧喉返神经麻痹　单侧喉返神经麻痹表现为患侧声带固定或运动受限，发音相声门不完全闭合。患者常常出现声音嘶哑伴气息声，发音易疲劳，不能高声说话或喊叫，可伴高调的假声或出现双音，音域减小；饮水或进食时可出现呛咳，严重者可伴有误吸。神经损伤后期部分患者健侧声带代偿，发音相声门闭合改善，发音质量会改善甚至恢复正常。

2. 双侧喉返神经麻痹　双侧喉返神经麻痹表现为双侧声带固定或运动受限，双侧声带外展麻痹最常见，常伴随严重的呼吸困难及喉鸣；双侧声带内收麻痹者则会导致声音嘶哑及误吸。

尽管内镜检查时常用“旁正中位”“中间位”“正中位”“外展位”等描述麻痹声带的

位置，但由于神经损伤后肌肉的残余功能、神经再生与错向再生、肌肉的纤维化、自主神经系统的紧张性、环杓关节的纤维化固定及弹性圆锥张力等因素的影响，临床上很难对麻痹声带的最终位置与神经损伤程度进行精确地对应。

【诊断】

对于喉返神经或迷走神经麻痹的患者，需要通过详细的病史询问，细致的体格检查，必要的影像学检查进一步确诊。对于原因不明的病例，从颅底至纵隔进行仔细的排查是必不可少的。Terris 等发现 57% 病例能够通过病史及体格检查（包括内镜检查）直接找出声带麻痹原因（其中 85% 的病因为肿瘤），其他的病例则需要进行进一步评估。

1. 病史 主要包括症状、病程、诱发因素、全身系统性疾病史、神经系统病史、颅底及颈胸部手术或气管内插管等手术史及外伤史等。对发音、吞咽及呼吸等相关症状的询问对于诊断也至关重要。如果有鼻咽反流出现，说明软腭麻痹，提示可能存在迷走神经高位病变。若声带麻痹同时伴有严重的吞咽困难则需要进一步排除食管病变。

2. 检查 在详细地询问病史后，应进行全面的头颈部检查（包括对脑神经的检查），并对发音、呼吸及吞咽功能进行评估。

（1）头颈部检查：包括头颈部常规检查及与后组脑神经功能相应的检查，迷走神经麻痹的病例应除外其他后组脑神经的异常。

（2）内镜检查：电子/纤维鼻咽喉镜检查可以除外鼻、咽喉、气管的病变，评估声门闭合及声带运动状态，对于双侧声带麻痹的患者还需要评估声门狭窄及呼吸困难的程度。若梨状窝有明显分泌物潴留，则不排除迷走神经高位损伤的可能。频闪喉镜检查作为常规内镜检查的补充，可以提供声带振动及声门上代偿情况。为进一步确定声带麻痹的特征，内镜检查时还需评估发音、吞咽及呼吸等不同状态下喉结构与功能的变化，如除常规发音外，可嘱患者连续发短音，以确定声带的运动情况。必要时还可以在喉镜下通过杓状软骨触诊（杓状软骨拨动），来鉴别声带麻痹及环杓关节异常。必要时还可以通过支气管镜及食管镜检查除外气道及消化道肿瘤或隐匿的病变。

3. 嗓音功能评估 嗓音功能检查主要包括一般嗓音特征的评估,及针对声带麻痹的特征性评估。应仔细辨别患者的发音特征及音域变化。如果同时伴有软腭麻痹,患者还会伴有开放性鼻音。

4. 喉肌电图诊断 喉肌电图在鉴别声带麻痹、喉瘢痕及环杓关节异常等引起的声带运动障碍的诊断中起了重要的作用。通过检测喉内肌肌电活动及神经传导功能,有助于确定神经损伤及其位置,为预后提供有意义的信息。但应注意,双侧声带麻痹引起喉阻塞时,应谨慎决策是否进行喉肌电图检查,必要时行气管切开或采取其他保证呼吸道安全的措施。

(1)定位诊断:喉肌电图检查基本的评估应包括环甲肌、甲杓肌及环杓后肌,甲杓肌及环杓后肌的肌电特征反映喉返神经的功能状态,环甲肌的肌电特征反映喉上神经的功能状态。若环甲肌及甲杓肌均发现异常,提示神经损伤位置较高,接近喉上神经自迷走神经主干分支处。如果仅甲杓肌及环杓后肌出现异常,则神经损伤可能位于下颈部或纵隔水平。如果迷走神经及其他后组脑神经肌电图异常,提示颅底(尤其是颈静脉孔区域)病变。

(2)定性诊断:徐文、韩德民等(2006,2007)对声带运动不良患者喉肌电图及喉神经诱发电位特征进行分析发现,在87例肌电图证实的喉返神经损伤患者中,46例(52.9%)仅通过病史询问及体格检查无法确定神经是否有损伤,而其他41例患者(47.1%)虽然通过临床表现可以明确神经损伤,但仍需通过肌电图检查进一步确定神经损伤程度。喉返神经完全损伤时,喉肌肌电近电静息状态,可见失神经电位(纤颤电位和/或正锐波),募集不明显;喉返神经不完全损伤时,喉肌电图显示相应喉肌正常运动单位电位中夹杂失神经电位或再生电位,喉肌收缩时募集相电位发放稀少,呈现为单纯相或混合相。失神经电位一般在神经损伤后2周左右出现,笔者研究发现,失神经电位最早出现于神经损伤后5天。损伤后2周～1个月失神经电位明显增加,1～3个月持续存在。再生电位通常出现于神经损伤后2周。神经损伤3个月后,失神经电位减少,再生电位明显增多。神经损伤后去神经支配与神经再生同时发生,因此在同一肌肉上常常可见到不同的喉肌电特征。多数学者认为喉肌电图最好在损伤后3周～6个月进行,肌电图检查进行得越早,对预后的评价越准确。

2001 年 Sittel 等按 Seddon 分类标准对喉神经损伤的肌电图特征进行归纳（表 4-1）。

表 4-1 喉神经损伤的肌电图特征（Sittel 等，2001）

分类	肌电图特征
神经失用	自发性活动时无纤颤电位及正锐波，随意性活动时有单个运动电位发放，募集呈干扰相，波幅减低
轴突断裂	自发性活动时可记录到纤颤电位或正锐波，随意性活动时为复合电位，募集呈混合相
神经断裂	自发性活动时有纤颤电位或正锐波，随意性活动时无正常运动单位电位，募集呈单纯相

对于常规喉针电极肌电图异常或无法判断喉神经损伤程度时，笔者建议进一步行喉神经诱发电位检查进行半定量分析，后者是检测周围神经传导功能的可靠方法。徐文、韩德民等（2006，2007）研究发现正常的喉返神经及喉上神经诱发电位潜伏期稳定，约 1.7ms。喉返神经诱发电位波幅一般在 1.0mV 以上，但个体差异较大，影响因素较多。喉返神经完全损伤者神经诱发电位消失，神经不完全损伤者传导功能减弱，神经诱发电位潜伏期明显延长，波幅明显减弱。

（3）术中监测：喉返神经监测已应用于甲状腺手术中。2002 年 Otto、Cochran 等报道，对 81 例甲状腺手术患者进行了术中神经监测，4 例（4.9%）术后出现喉返神经麻痹，神经监测的灵敏度为 75%，特异度为 92.2%。2002 年 Friedrich 等报道，通过术中电生理监测对 223 例患者进行了前瞻性研究，结果显示喉返神经监测没有显著改变喉返神经暂时性麻痹的发生率，但使永久性麻痹的发生率由 3% 降低到 1.8%。多数学者认为术中监测不能替代精细的手术操作。

（4）预后评价：应用喉肌电图评估声带麻痹的预后，各研究间差异很大，结果很难统一。有学者认为预测声带运动恢复良好的指征为运动单位电位波形及募集相正常，无电静息或自发电位活动。而恢复不良的指征则与上述描述相反。2003 年 Munin 等应用上述标准对 31 例声带麻痹患者进行预后判断（肌电图检查在症状开始后 3 周至 6 个月进行），敏感性为 91%，特异性为 44%。也有学者提出以运动单位电位波幅的均方根值作为预后判断的标准。

在进行肌电图检查时，应了解神经损伤的时间特征。神经损伤6个月以内，随意活动时出现运动单位电位者神经恢复概率高于未出现者，如6个月内喉肌电始终为电静息状态，提示神经自发恢复的可能性极小。临床上，还应动态观察喉肌电变化过程，与既往肌电图结果的对比有助于了解神经再生的程度以及是否达到稳定的状态。通常认为，神经损伤6个月后无论喉肌电图有何发现，声带运动都很难再恢复，这可能是随着时间的推移继发环杓关节纤维化、强直所致。

喉针电极肌电图及喉神经传导功能检查有助于对声带运动不良的评估及鉴别诊断，而在临床诊断中还要结合病史、体征及其他辅助检查最后确诊。同时，还应除外全身其他系统的合并疾病，双侧声带麻痹的患者还应进行全面的神经系统评估，除外中枢神经系统改变或异常。

5. 实验室检查 在声带麻痹的诊断中，还应进行相应的特异性检查，除外导致声带麻痹的某些特殊原因，包括甲状腺肿瘤及甲状腺功能障碍、莱姆病、糖尿病、风湿性疾病、重症肌无力等。

6. 影像学检查 在喉神经麻痹病因不明的情况下，应从颅底至主动脉弓之间进行影像学检查排除潜在的病变，重点包括颅底、颈部（甲状腺）、食管、胸部（纵隔）区域。对于不能耐受喉镜及喉肌电图检查的儿童，喉部超声可以实时观察声带的运动情况，有助于儿童声带麻痹的诊断。

若经过以上全面的检查仍未发现导致声带麻痹的病变，则考虑为特发因素，但仍需密切观察病情进展。

喉上神经麻痹的临床表现不典型，需要与其他原因导致的音高降低、发音无力、弓形声带、声门不完全闭合等相鉴别。必要时可以进行喉肌电图检查，有助于明确诊断。

【预后评估】

在喉神经损伤中，神经再生较常见，再生来源包括切断的喉返神经、喉上神经、自主神经及支配咽缩肌的神经分支等。神经再生并不意味着声带运动功能的恢复，其中一个原因是少量神经再生虽然能引出局部电活动，但受累喉肌恢复功能则需要充分的神经再生；另一个原因是喉返神经包含内收及外展纤维，再生神经纤维错向生长，到达拮抗肌运动终板，致使具有拮抗作用的肌肉同时收缩，形成联带运动（synkinesis）。联带运动的出现提示神经损伤程度较重，累及神经内膜或神经横断。联带运动临床表现与声带内收肌及外展肌神经纤维再生的比例有关。Crumley 将喉联带运动分为Ⅰ～Ⅳ型（表 4-2）。许多学者认为，联带运动虽不能恢复声带正常运动功能，但有助于防止声带肌萎缩，使声带保持一定的张力。笔者团队研究发现，环杓后肌较甲杓肌更易出现联带运动。正常情况下，吸气时环杓后肌收缩，发音时相对静息；当出现联带运动时，环杓后肌在发音时收缩，其募集相电位发放大于吸气时；甲杓肌则呈现相反的表现。图 4-1 显示喉返神经损伤患者患侧甲杓肌及环杓后肌募集相联带运动的表现。

表 4-2 喉联带运动分型

分型	表现
Ⅰ型联带运动	声带几乎没有运动，但患者呼吸及发音相对正常
Ⅱ型联带运动	声带出现自发痉挛性抽动，发音质量差
Ⅲ型联带运动	声带强直性内收，影响呼吸功能，发音质量相对正常，这可能是由于支配环杓侧肌的神经纤维再生大于环杓后肌的神经纤维再生所致
Ⅳ型联带运动	声带呈现强直性外展，导致发音时声门不完全闭合伴气息声，患者容易出现误吸，这可能是由于支配环杓后肌的神经纤维再生大于环杓侧肌的神经纤维再生所致

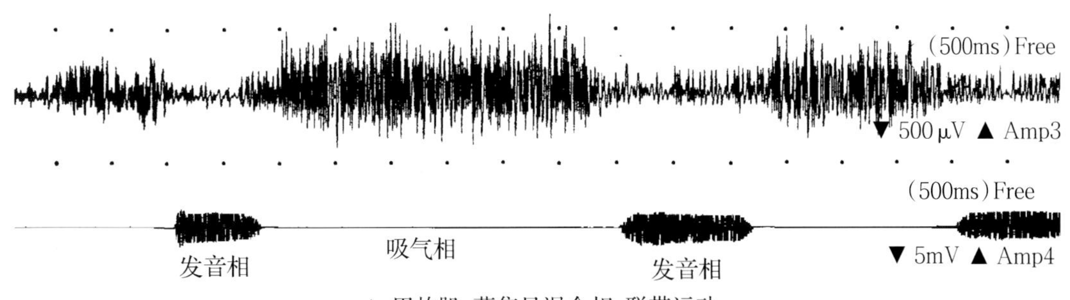

A. 甲杓肌：募集呈混合相，联带运动

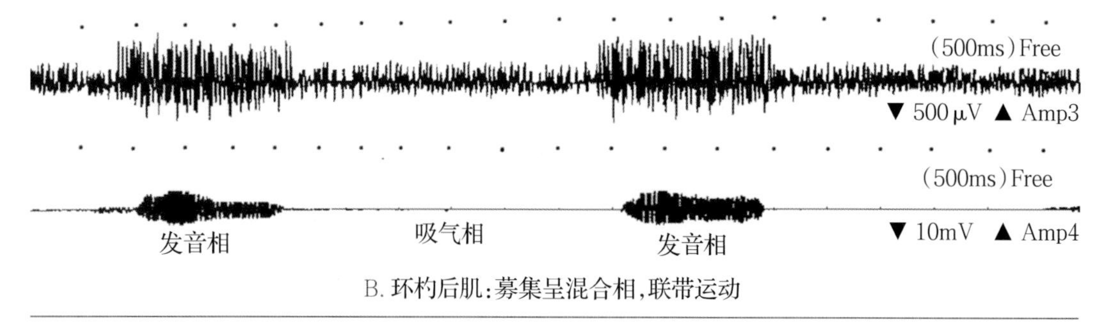

B. 环杓后肌：募集呈混合相，联带运动

图 4-1 喉返神经损伤患者喉肌异常募集相(上线为肌电图信号，下线为发音信号)

二、病例精解

病例 1 女，52 岁，无诱因持续声音嘶哑 40 天，伴饮水呛咳。

【频闪喉镜检查】

可见右侧声带呈弓形，外展位固定，发音相声门闭合梭形裂隙(图 4-2)。

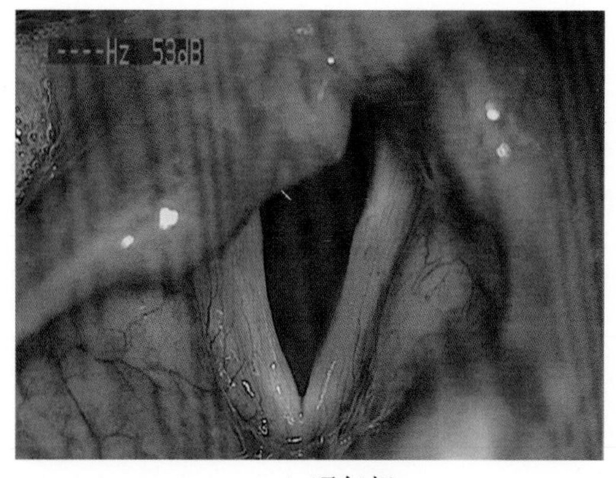

A. 吸气相

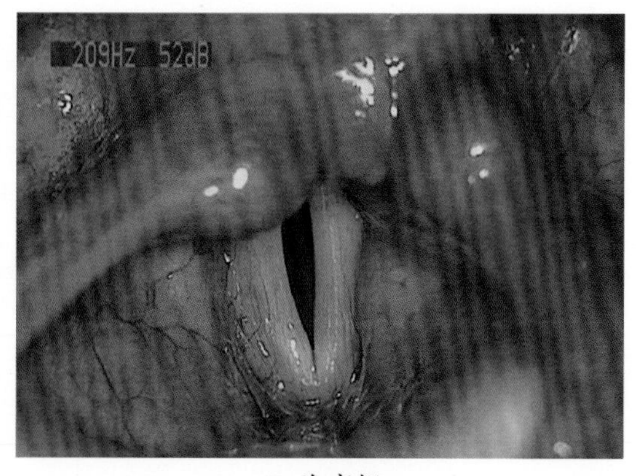

B. 发音相

图 4-2 频闪喉镜下表现

【临床初步诊断】

右侧声带运动不良(声带麻痹？)

【喉肌电图检查】

(1)喉针电极肌电图特征(表4-3,图4-3)

表4-3　喉针电极肌电图特征

喉肌	平静时	发音或呼吸时	运动单位电位		最大募集相电位/μV
			波幅/μV	时程/ms	
甲杓肌(左)	正常	干扰相	106	3.7	750
甲杓肌(右)	近静息	混合相	32	5.0	100
环杓后肌(左)	正常	干扰相	202	4.0	900
环杓后肌(右)	纤颤电位,少许正锐波	混合相	141	2.7	120
环甲肌(左)	正常	干扰相	115	3.8	800
环甲肌(右)	正常	干扰相	108	3.6	800

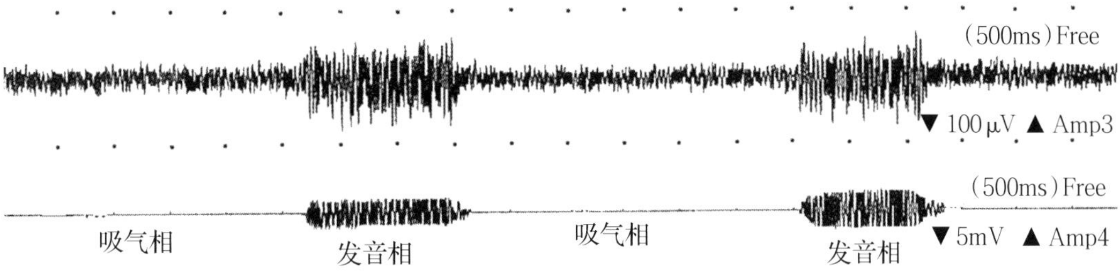

A. 右侧甲杓肌募集近消失

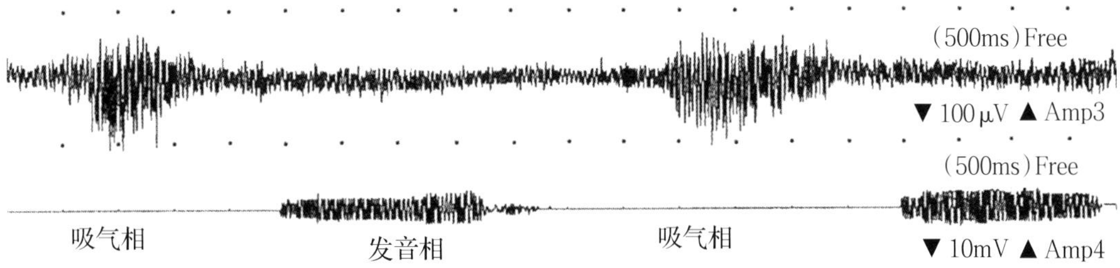

B. 右侧环杓后肌募集近消失

图4-3　喉肌异常募集相(上线为肌电图信号,下线为发音信号)

（2）喉神经诱发电位特征：刺激右侧喉返神经，右侧甲杓肌、环杓后肌均未记录到诱发电位；刺激右侧喉上神经，右侧环甲肌诱发电位正常。

（3）喉肌电图诊断：右侧喉返神经损伤。

【影像学检查】

颅底 MRI、甲状腺 B 超、食管钡剂造影、胸部 X 线等检查均未发现异常。

【病例分析】

患者发病无明显诱因，结合频闪喉镜和喉肌电图检查及影像学检查等结果，考虑为特发性右侧喉返神经损伤导致的声带麻痹，神经损伤近完全。

【最终临床诊断】

右侧声带麻痹（特发性）

病例 2　男，27 岁，全身麻醉插管开胸动脉导管未闭术后声音嘶哑 20 年，伴饮水呛咳及发音费力。

【频闪喉镜检查】

可见左侧声带外展位固定，发音相声门不完全闭合，声门上代偿。

【临床初步诊断】

1. 左侧声带运动不良（声带麻痹？）

2. 全身麻醉插管开胸动脉导管未闭术后

【喉肌电图检查】

（1）喉针电极肌电图特征（表 4-4，图 4-4）

（2）喉神经诱发电位特征：刺激左侧喉返神经，左侧甲杓肌、环杓后肌均未记录到诱发电位；刺激左侧喉上神经，左侧环甲肌诱发电位正常。

（3）喉肌电图诊断：左侧喉返神经损伤。

表 4-4　喉针电极肌电图特征

喉肌	平静时	发音或呼吸时	运动单位电位		最大募集相电位 /μV
			波幅 /μV	时程 /ms	
甲杓肌（左）	近静息	近消失	45	4.4	80
甲杓肌（右）	正常	干扰相	133	3.9	800
环杓后肌（左）	再生电位	混合相 + 单纯相	229	7.6	400
环杓后肌（右）	正常	干扰相	303	3.9	1 400
环甲肌（左）	正常	干扰相	104	3.8	900
环甲肌（右）	正常	干扰相	110	4.0	900

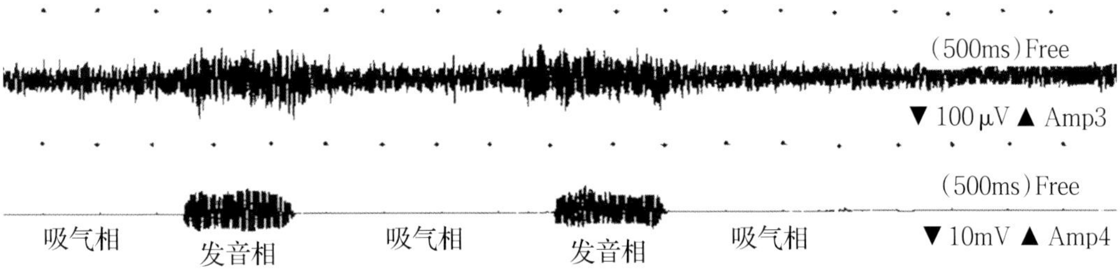

(500ms) Free
▼ 100 μV ▲ Amp3
(500ms) Free
吸气相　发音相　吸气相　发音相　吸气相
▼ 10mV ▲ Amp4

A. 左侧甲杓肌募集近消失

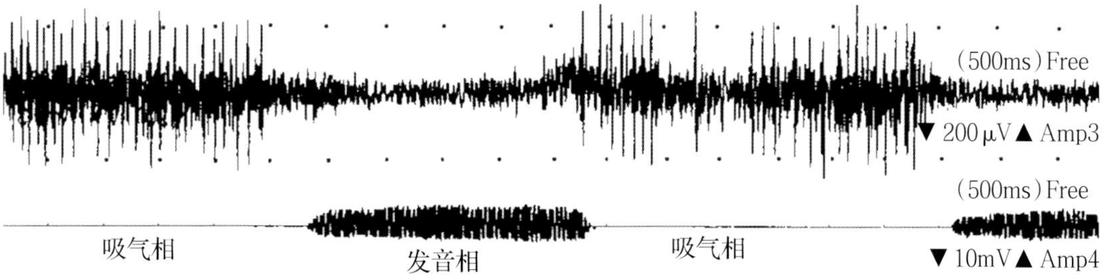

(500ms) Free
▼ 200 μV ▲ Amp3
(500ms) Free
吸气相　发音相　吸气相
▼ 10mV ▲ Amp4

B. 左侧环杓后肌募集呈单纯相

图 4-4　喉肌异常募集相（上线为肌电图信号，下线为发音信号）

【病例分析】

患者先天性心脏病(动脉导管未闭),喉镜检查提示左侧声带运动不良。病史中声音嘶哑的出现与动脉导管未闭手术密切相关,因此排除先天性心脏病合并先天性左侧声带麻痹可能。喉肌电图检查提示左侧喉返神经损伤,结合心脏手术部位进一步排除全身麻醉插管导致的杓状软骨脱位。最终考虑为心脏手术导致的左侧喉返神经损伤引起声带运动障碍。

【最终临床诊断】

1. 左侧声带麻痹

2. 全身麻醉插管开胸动脉导管未闭术后

【治疗】

患者病史较长、发音及吞咽障碍症状明显,确诊后在全身麻醉插管下行左侧声带脂肪注射手术,术后发音正常。

病例 3 男,40 岁,无诱因持续声音嘶哑 2 年,伴发音费力,无呛咳。

【频闪喉镜检查】

可见右侧声带运动内收受限、外展正常,发音相声门闭合呈梭形裂隙。

【临床初步诊断】

右侧声带运动受限(声带不完全麻痹?)

【喉肌电图检查】

(1)喉针电极肌电图特征(表 4-5,图 4-5)

(2)喉神经诱发电位特征:刺激右侧喉返神经,右侧甲杓肌未记录到诱发电位,右侧环杓后肌诱发电位正常;刺激右侧喉上神经,右侧环甲肌诱发电位正常。

(3)喉肌电图诊断:右侧喉返神经不完全损伤。

表 4-5 喉针电极肌电图特征

喉肌	平静时	发音或呼吸时	运动单位电位		最大募集相电位 /μV
			波幅 /μV	时程 /ms	
甲杓肌(左)	正常	干扰相	127	3.8	800
甲杓肌(右)	近静息	混合相 + 单纯相	24	5.7	400
环杓后肌(左)	正常	干扰相	195	4.0	1 000
环杓后肌(右)	大致正常,少许再生电位	干扰相	208	4.7	900
环甲肌(左)	正常	干扰相	105	3.5	600
环甲肌(右)	正常	干扰相	103	3.8	600

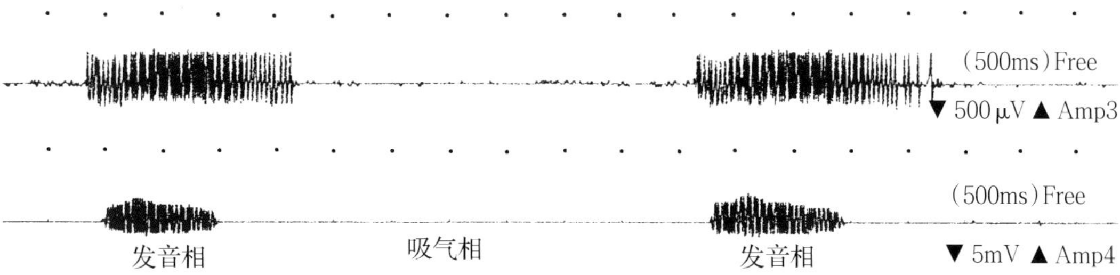

(500ms) Free
▼ 500 μV ▲ Amp3
(500ms) Free
发音相
吸气相
发音相
▼ 5mV ▲ Amp4

A. 右侧甲杓肌募集呈混合相及单纯相

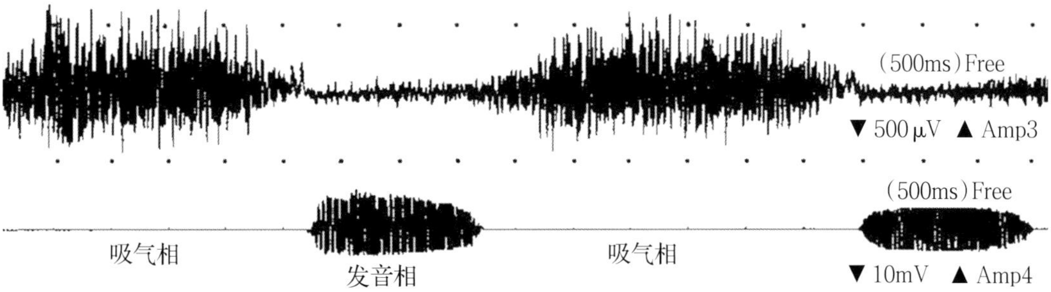

(500ms) Free
▼ 500 μV ▲ Amp3
(500ms) Free
吸气相
发音相
吸气相
▼ 10mV ▲ Amp4

B. 右侧环杓后肌募集呈干扰相

图 4-5 喉肌募集相(上线为肌电图信号,下线为发音信号)

【影像学检查】

颅底MRI、甲状腺B超、食管钡剂造影、胸部X线等检查均未发现异常。

【病例分析】

患者发病无明显诱因,喉肌电图检查提示右侧喉返神经内收支损伤,进一步影像学检查等结果未发现异常。最终考虑为特发性右侧喉返神经不完全损伤导致声带不完全麻痹。

【最终临床诊断】

右侧声带不完全麻痹(特发性)

【治疗】

患者病史较长、发音障碍症状明显,发音训练无效。进一步在全身麻醉插管下行右侧声带脂肪注射手术,术后发音正常。

病例4 男,55岁,无诱因持续声音嘶哑20余天,逐渐加重,无呛咳。

【频闪喉镜检查】

可见左侧声带呈弓形,外展位固定,发音相声门闭合较大裂隙,声门上挤压明显。

【临床初步诊断】

左侧声带运动不良(声带麻痹?)

【喉肌电图检查】

(1)喉针电极肌电图特征(表4-6,图4-6)

(2)喉神经诱发电位特征:刺激左侧喉返神经,左侧甲杓肌、环杓后肌均未记录到诱发电位;刺激左侧喉上神经,左侧环甲肌诱发电位正常。

(3)喉肌电图诊断:左侧喉返神经损伤。

表 4-6　喉针电极肌电图特征

喉肌	平静时	发音或呼吸时	运动单位电位		最大募集相电位 /μV
			波幅 /μV	时程 /ms	
甲杓肌（左）	再生电位	混合相	95	5.9	200
甲杓肌（右）	正常	干扰相	124	3.8	900
环杓后肌（左）	再生电位	单纯相	161	6.7	180
环杓后肌（右）	正常	干扰相	198	4.0	1 400
环甲肌（左）	正常	干扰相	106	3.6	900
环甲肌（右）	正常	干扰相	117	3.9	800

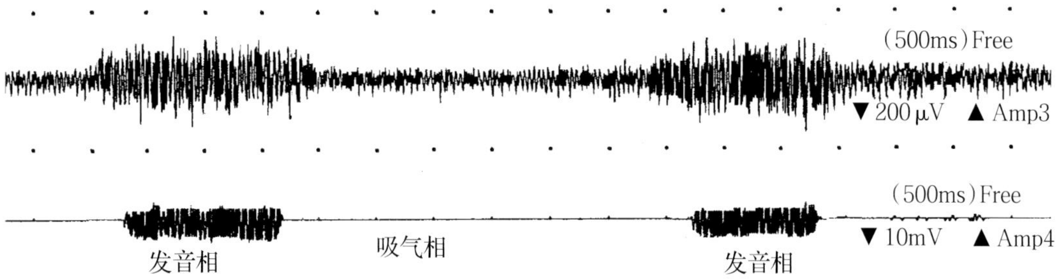

A. 左侧甲杓肌募集呈混合相

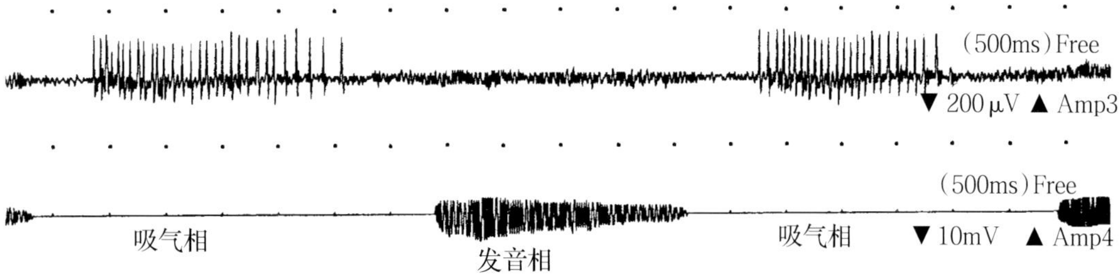

B. 左侧环杓后肌募集呈单纯相

图 4-6　喉肌异常募集相（上线为肌电图信号，下线为发音信号）

【影像学检查】

颅底 MRI、食管钡剂造影、胸部 X 线检查均未发现异常。甲状腺 B 超发现甲状腺多发低回声实性结节，边界欠清，内见多发钙化灶，倾向癌变，甲状腺左叶下极背侧实性结节性质待定。

【病例分析】

患者发病无明显诱因，喉肌电图检查提示左侧喉返神经损伤，进一步影像学检查中，甲状腺 B 超结果提示癌变倾向，因此考虑为甲状腺恶性肿物侵犯喉返神经导致左侧声带麻痹可能性大。

【临床处理】

结合上述检查结果分析，建议患者进一步针对甲状腺病变进行诊治。患者后期行甲状腺探查病理为甲状腺乳头状癌，后续行甲状腺全切除术 + 双侧颈淋巴结清扫术，病理学检查未见淋巴结转移。

【最终临床诊断】

1. 左侧声带麻痹
2. 甲状腺癌

病例 5 女，34 岁，7 年前因甲状腺癌行甲状腺全切术，术后无声音嘶哑及呼吸困难，无呛咳；3 年前因发现颈部淋巴结转移癌行双侧颈淋巴结清扫术，术后即声音嘶哑伴呛咳；1 周前复查甲状腺 B 超，怀疑右侧颈部淋巴结转移，并行淋巴结穿刺活检，病理学检查未见肿瘤细胞。

【头颈部检查】

右侧胸锁乳突肌力弱，右肩略塌陷、抬举差。左侧胸锁乳突肌、斜方肌肌力正常。软腭抬举正常，伸舌居中。

【频闪喉镜检查】

可见左侧声带呈弓形，旁正中位固定，右侧声带运动正常，发音相声门闭合有裂隙（图 4-7）。

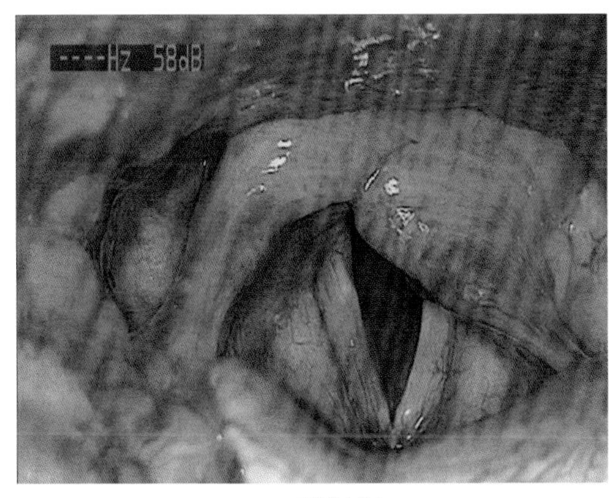

A. 吸气相

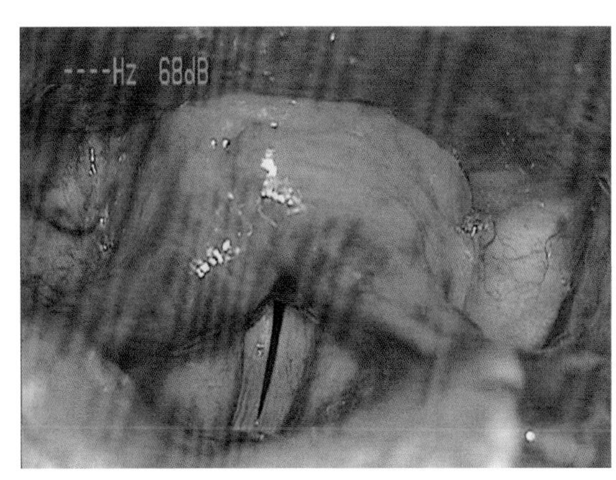

B. 发音相

图 4-7　频闪喉镜下表现

【临床初步诊断】

1. 左侧声带运动不良（声带麻痹？）
2. 右侧副神经损伤？
3. 右侧颈部肿物？
4. 甲状腺癌甲状腺全切除术后
5. 双侧颈部淋巴结清扫术后

【喉肌电图检查】

（1）喉针电极肌电图特征（表 4-7，图 4-8、图 4-9）

表 4-7 喉极副神经针电极肌电图特征

喉肌	平静时	发音或呼吸时	运动单位电位		最大募集相电位 /μV
			波幅 /μV	时程 /ms	
甲杓肌(左)	近静息	混合相	33	6.7	160
甲杓肌(右)	大致正常，少许再生电位	干扰相 + 混合相	172	4.8	500
环杓后肌(左)	近静息	近消失，联带运动	96	7.3	90
环杓后肌(右)	正常	干扰相	358	3.9	1 200
环甲肌(左)	正常	干扰相	98	4.0	900
环甲肌(右)	正常	干扰相	129	3.8	900
胸锁乳突肌(左)	正常	干扰相	145	4.3	1 400
胸锁乳突肌(右)	大致正常	干扰相	91	4.1	1 000
斜方肌(左)	正常	干扰相	220	5.0	1 200
斜方肌(右)	近静息，少许再生电位	单纯相	54	8.8	800

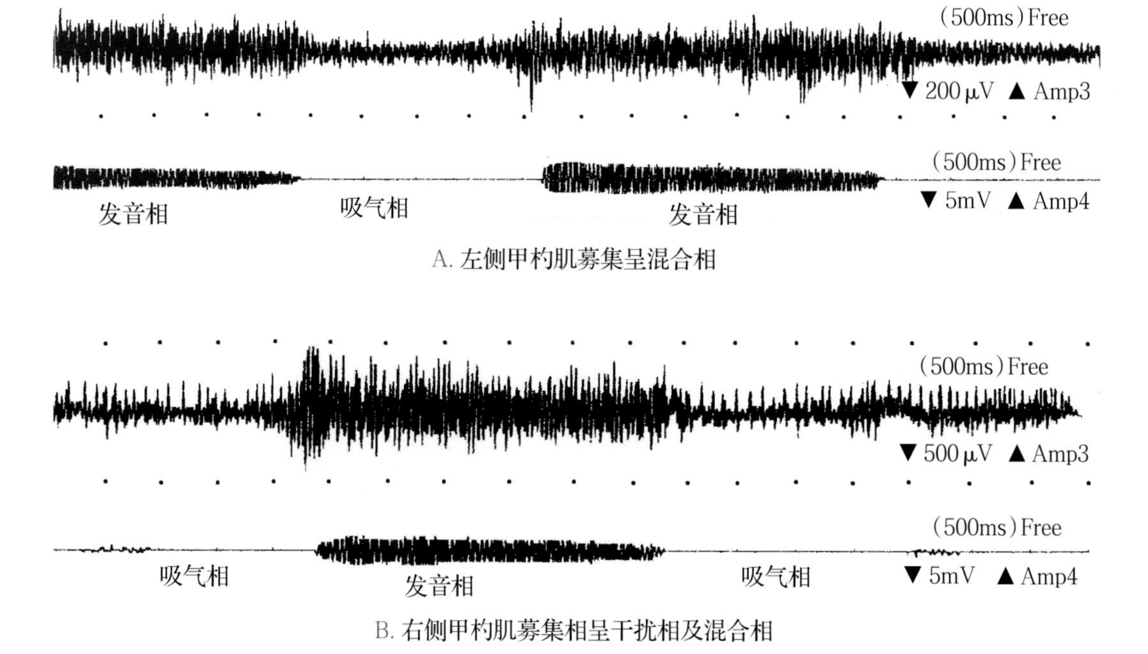

A. 左侧甲杓肌募集呈混合相

B. 右侧甲杓肌募集相呈干扰相及混合相

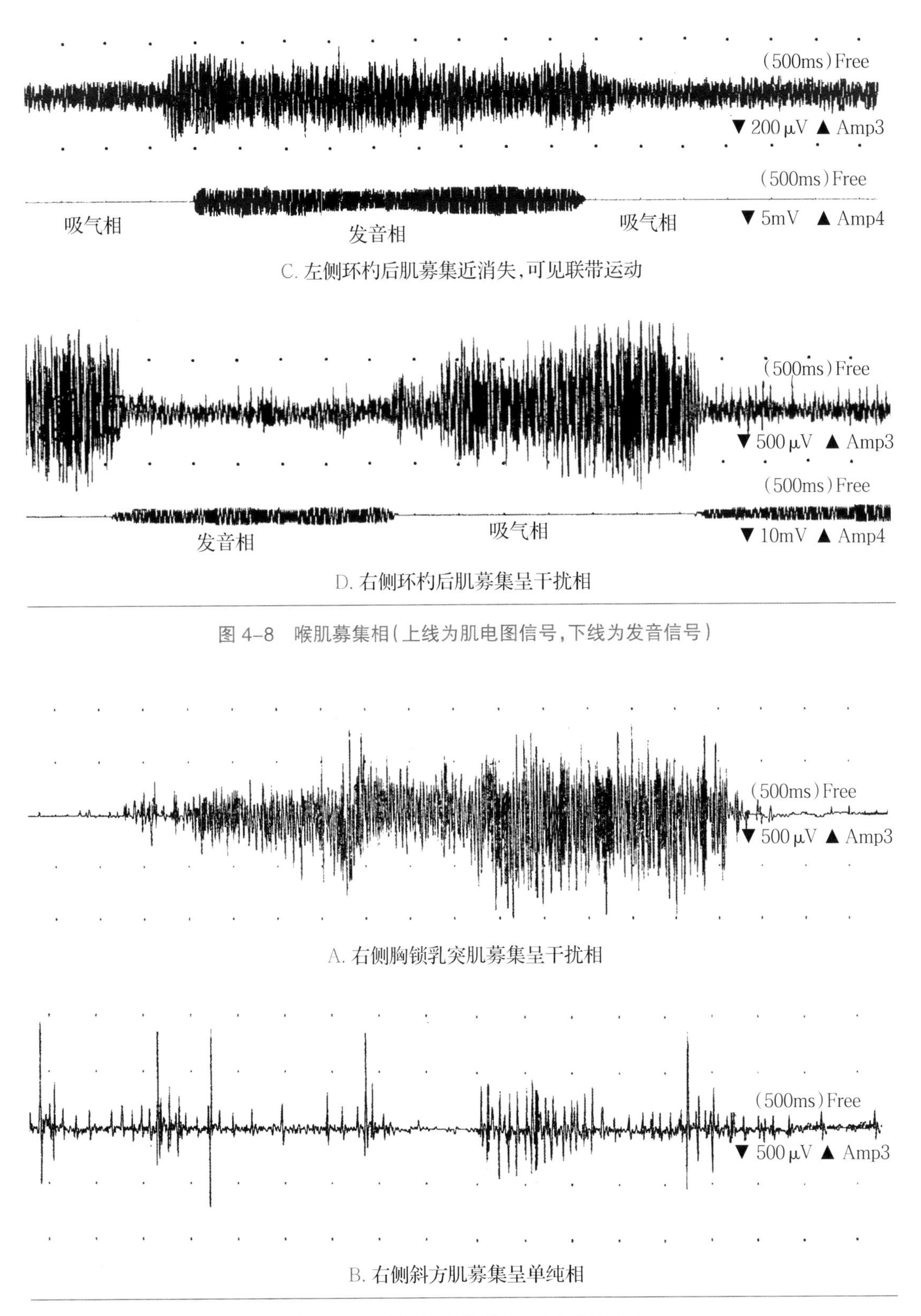

C. 左侧环杓后肌募集近消失，可见联带运动

D. 右侧环杓后肌募集呈干扰相

图 4-8　喉肌募集相(上线为肌电图信号，下线为发音信号)

A. 右侧胸锁乳突肌募集呈干扰相

B. 右侧斜方肌募集呈单纯相

图 4-9　右侧副神经损伤肌电图(募集相)

（2）神经诱发电位特征：刺激左侧喉返神经，左侧甲杓肌、环杓后肌均未记录到诱发电位；刺激右侧喉返神经，右侧甲杓肌诱发电位潜伏期延长，右侧环杓后肌诱发电位正常；刺激双侧喉上神经，双侧环甲肌诱发电位正常；刺激右侧副神经，右侧胸锁乳突肌诱发电位大致正常，右侧斜方肌诱发电位潜伏期较对侧延长、波幅较对侧减小（RTRA 潜伏期为 3.8ms，波幅为 3.1mV；LTRA 为潜伏期 1.2ms，波幅为 14.3mV）；刺激左侧副神经，左侧胸锁乳突肌、斜方肌诱发电位大致正常。

（3）肌电图诊断：左侧喉返神经损伤，右侧喉返神经内收支异常，右侧副神经部分损伤。

【病例分析】

患者因甲状腺癌、颈部淋巴结转移曾分别行甲状腺全切除术及双侧颈淋巴结清扫术，喉镜检查显示左侧声带旁正中位固定。喉肌电图证实左侧喉返神经损伤，但同时提示右侧喉返神经部分损伤（内收支）。虽然右侧声带运动正常，结合此次甲状腺 B 超检查结果考虑右侧神经损害可能与同侧可疑淋巴结转移关联较大。患者淋巴结穿刺活检虽未见肿瘤细胞，但仍建议患者再次排除右侧淋巴结转移可能。此外，头颈部检查存在右侧副神经损伤体征，故肌电图检查增加副神经功能检查，结果显示神经部分损伤，考虑为既往颈部淋巴结清扫手术所致可能性大。

【临床处理】

结合上述检查结果分析，患者再次行右侧颈淋巴结探查、清扫术，术中发现转移淋巴结位于右侧气管旁、喉返神经后方，最终经病理学检查证实。

【最终诊断】

1. 左侧声带麻痹

2. 右侧喉返神经异常（内收支）

3. 右侧副神经部分损伤

4. 甲状腺癌甲状腺全切除术后右侧颈淋巴结转移

5. 双侧颈部淋巴结清扫术后

【治疗及预后】

为进一步改善患者嗓音及吞咽功能，于末次术后半年在全身麻醉下行左侧声带脂肪注射术，术后发音近正常。

第五章 声带麻痹合并后组脑神经损伤

Vocal Fold Paralysis with Lower Cranial Nerves Injury

后组脑神经包括舌咽神经、迷走神经、副神经及舌下神经，均起自延髓，离开延髓后的行径密切相邻，局部发生病变时常常同时受累。舌咽、迷走及副神经通过颈静脉孔出颅，颈静脉孔及其附近的病变可引起舌咽、迷走、副神经功能受损，出现"颈静脉孔综合征"。常见的病因包括肿瘤（如神经鞘瘤、颈静脉球瘤、鼻咽癌颅底侵犯等）、炎症、外伤、脑血管病等。

一、临床特征

部分声带麻痹患者同时合并后组脑神经麻痹，我们研究发现其发生率约为8.4%，此类患者均存在迷走神经及副神经损伤，约半数患者存在舌下神经损伤。其中最常见的原因是特发性因素导致的后组脑神经炎，其他因素依次为颅底或颅内占位性病变（以颈静脉孔区占位多见），感染及放射治疗后并发症等。

1. 后组脑神经损伤体征

（1）舌咽神经损伤导致患侧咽肌收缩无力、同侧舌后1/3味觉丧失，舌根及咽峡区痛温觉消失。

（2）迷走神经损伤导致患侧软腭和喉肌麻痹，患侧咽反射和咳嗽反射消失。

（3）副神经损伤导致患侧胸锁乳突肌肌力弱或萎缩；斜方肌麻痹致肩部下垂，抬肩无力。

（4）舌下神经损伤可导致患侧舌肌瘫痪、萎缩，伸舌时舌尖偏向患侧。

2. 声带麻痹合并后组脑神经损伤特征 患者主诉为程度不等的持续性声嘶伴气息声、发音疲劳及发音费力，可伴有饮水进食呛咳及鼻咽反流。部分患者有患侧颈肩部不适、疼痛、抬肩无力的病史。喉镜下可发现患侧声带固定于旁正中位或外展位，存在不同程度的声门闭合不良。

由于后组脑神经损伤程度不一，部分患者头颈部查体阳性体征不明显，因此，对于怀疑后组脑神经损伤但病史及体征不典型者，喉肌电图 + 后组脑神经肌电图检查是确诊的有效手段。

二、病例精解

病例 6　男，55 岁，感冒后出现左侧头痛及咽痛，后持续声音嘶哑 1 周，伴鼻咽反流及吞咽梗阻感。

【体格检查】

可见左侧胸锁乳突肌、斜方肌萎缩，左侧抬肩力弱，左侧软腭抬举力弱，伸舌居中。

【频闪喉镜检查】

可见左侧声带呈弓形，外展位固定，发音相声门闭合存在裂隙。左侧室带和杓会厌襞可见白色假膜样炎性渗出物，左侧梨状窝分泌物潴留明显（图 5-1）。

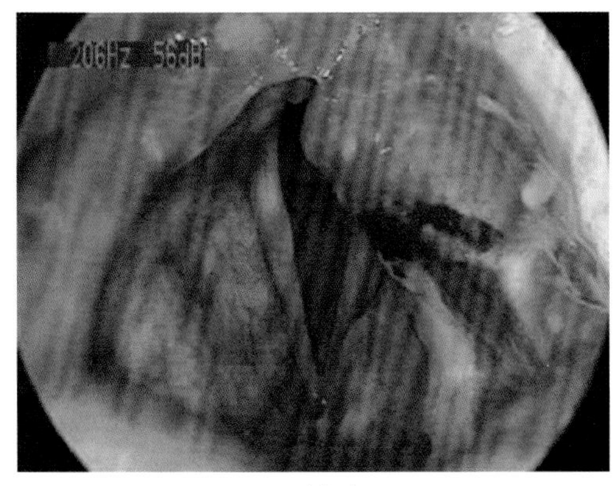

A. 吸气相

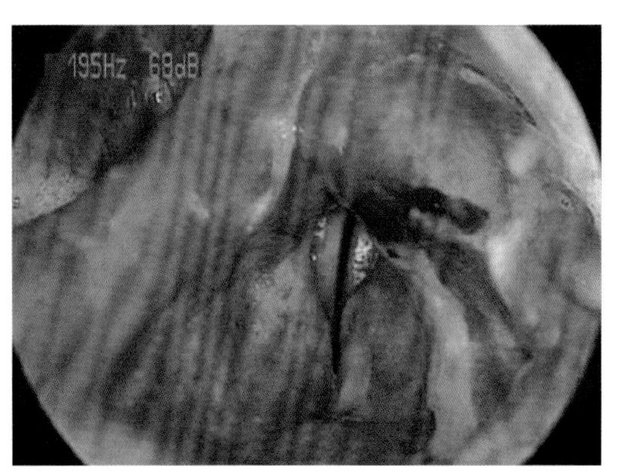

B. 发音相

图 5-1　频闪喉镜下表现

【临床初步诊断】

1. 左侧声带运动不良（声带麻痹？）
2. 左侧后组脑神经损伤？
3. 喉肿物（左侧，假膜？）

【肌电图检查】

（1）针电极肌电图特征（表 5-1，图 5-2、图 5-3）

表 5-1 针电极肌电图特征

肌肉	平静时	发音或呼吸时	运动单位电位		最大募集相电位 /μV
			波幅 /μV	时程 /ms	
甲杓肌(左)	纤颤电位	混合相 + 单纯相	59	2.8	300
甲杓肌(右)	正常	干扰相	124	3.9	1 100
环杓后肌(左)	纤颤电位	单纯相	113	2.8	200
环杓后肌(右)	正常	干扰相	397	4.0	1 600
环甲肌(左)	近静息	混合相	21	4.3	400
环甲肌(右)	正常	干扰相	115	3.9	800
胸锁乳突肌(左)	近静息,少许纤颤电位	混合相 + 单纯相	66	5.3	100
胸锁乳突肌(右)	正常	干扰相	134	4.5	1 300
斜方肌(左)	近静息	近消失	36	9.2	80
斜方肌(右)	正常	干扰相	118	4.3	1 600
颏舌肌(左)	正常	干扰相	209	4.5	1 800
颏舌肌(右)	正常	干扰相	222	4.4	1 800

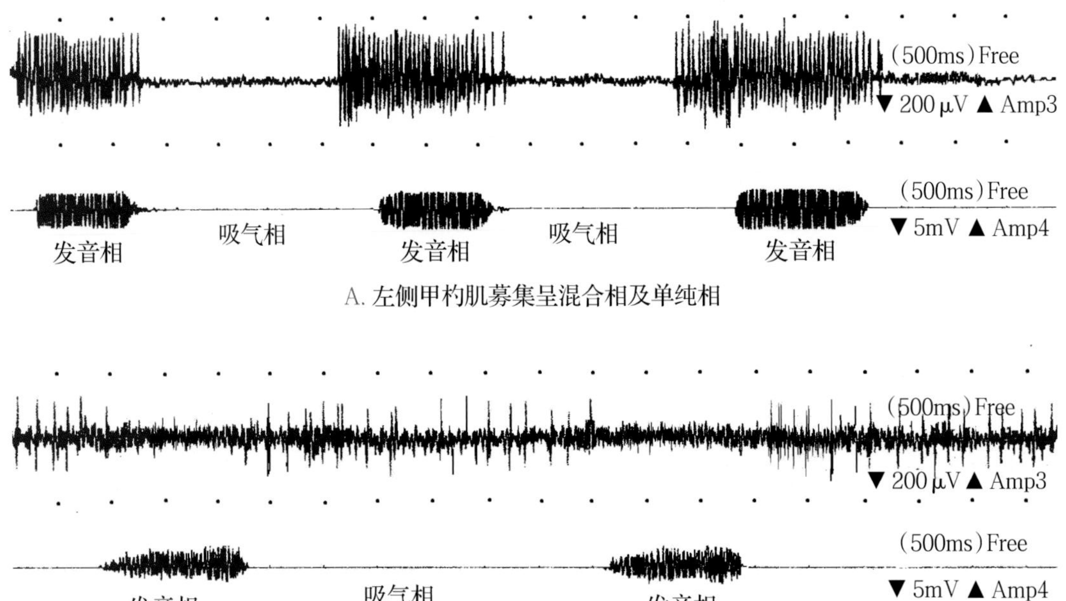

A. 左侧甲杓肌募集呈混合相及单纯相

B. 左侧环杓后肌募集呈单纯相

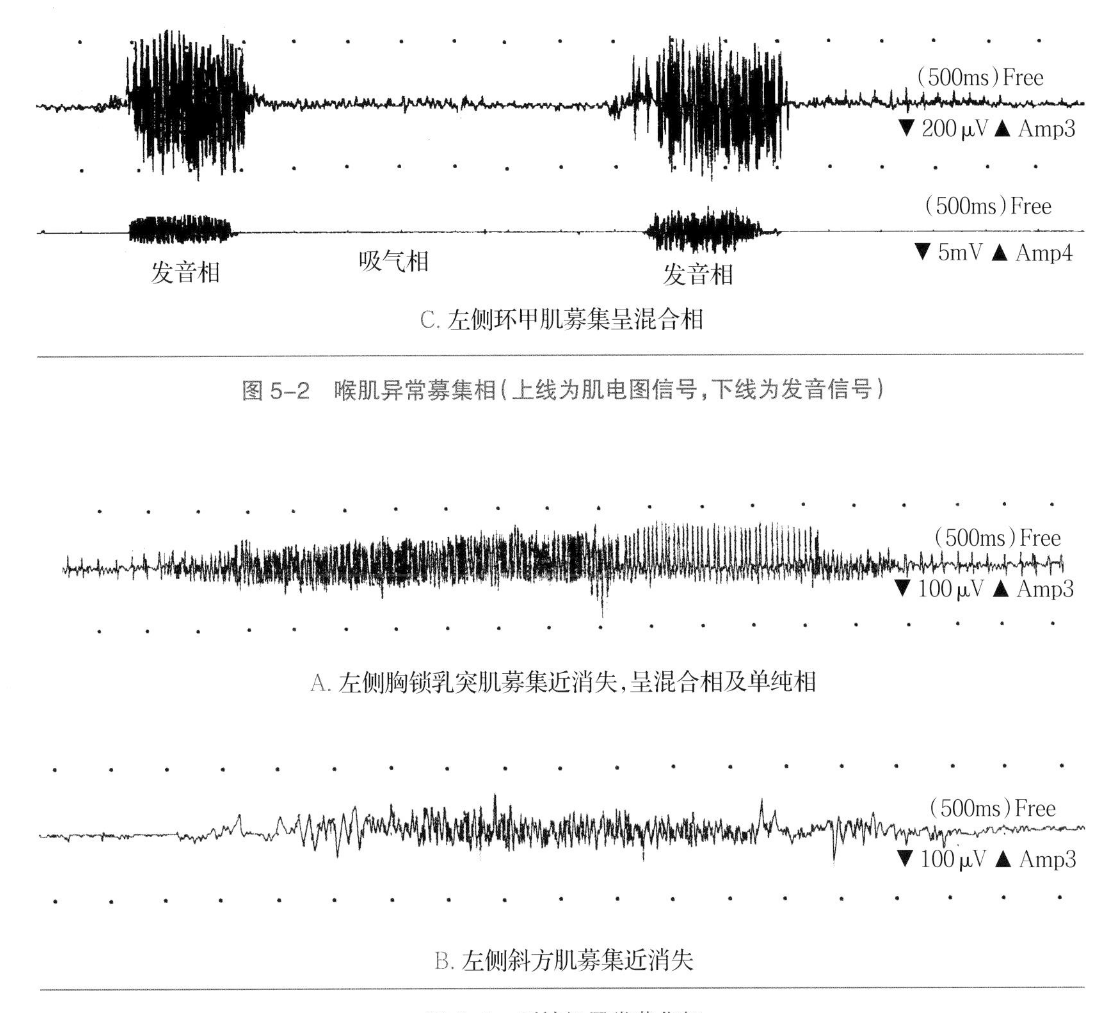

C. 左侧环甲肌募集呈混合相

图 5-2　喉肌异常募集相（上线为肌电图信号，下线为发音信号）

A. 左侧胸锁乳突肌募集近消失，呈混合相及单纯相

B. 左侧斜方肌募集近消失

图 5-3　副神经异常募集相

（2）神经诱发电位特征：刺激左侧迷走神经，左侧甲杓肌、环甲肌诱发电位潜伏期延长、波幅减小，左侧环杓后肌未记录到诱发电位；刺激左侧副神经，左侧胸锁乳突肌诱发电位潜伏期延长、波幅减小，左侧斜方肌未记录到诱发电位；刺激左侧舌下神经，左侧颏舌肌诱发电位正常。

（3）肌电图诊断：左侧迷走神经不完全损伤，左侧副神经不完全损伤。

【影像学检查】

颅底 MRI、甲状腺 B 超、食管钡剂造影、胸部 X 线等检查均未发现异常。

【病例分析】

患者喉镜检查左侧声带运动不良，同时还发现：①患侧梨状窝有明显分泌物潴留，提示存在迷走神经高位损伤的可能；②患侧声门上黏膜表面白色渗出物，不除外急性炎性。患者头颈部检查发现左侧后组脑神经损伤征象。基于上述特征，结合患者除嘶哑症状外，还曾出现左侧头痛、咽痛、鼻咽反流等症状，因此高度怀疑患者左侧声带运动不良与后组脑神经损伤直接相关。建议进一步在常规喉肌电图检查的基础上增加后组脑神经检查；影像学应重点关注颅底 MRI 检查结果。

肌电图检查结果提示左侧迷走神经、副神经损伤，舌下神经功能正常。影像学检查均未发现异常。

【临床处理】

结合上述检查结果分析，建议患者转诊神经内科，进一步除外颅底、颅内病变。

神经内科会诊考虑迷走神经、副神经损伤为上呼吸道感染导致后组脑神经炎所致，后续对症治疗。

【最终诊断】

1. 左侧声带麻痹
2. 左侧后组脑神经炎（迷走神经、副神经损伤）

病例 7　男，49 岁，无诱因持续声音嘶哑 18 个月，伴鼻咽反流，无吞咽困难。口服神经营养药 1 个月，无明显改善。外院颅脑 CT、甲状腺 B 超检查结果未见异常。

【体格检查】

可见左侧胸锁乳突肌萎缩，双侧斜方肌对称，软腭左侧抬举力弱，伸舌居中。

【频闪喉镜检查】

可见左侧声带呈弓形，外展位固定，发音相声门闭合较大裂隙，声门上代偿。

【临床初步诊断】

1. 左侧声带运动不良（声带麻痹？）

2. 左侧后组脑神经损伤？

【肌电图检查】

（1）针电极肌电图特征（表5-2，图5-4、图5-5）

表5-2　针电极肌电图特征

肌肉	平静时	发音或呼吸时	运动单位电位		最大募集相电位/μV
			波幅/μV	时程/ms	
甲杓肌（左）	再生电位	混合相	253	7.8	150
甲杓肌（右）	正常	干扰相	141	3.8	900
环杓后肌（左）	近静息	近消失，联带运动	52	5.7	80
环杓后肌（右）	正常	干扰相	208	4.0	800
环甲肌（左）	大致正常，少许再生电位	干扰相+混合相	148	6.1	800
环甲肌（右）	正常	干扰相	110	3.8	750
胸锁乳突肌（左）	再生电位	混合相	482	8.3	900
胸锁乳突肌（右）	正常	干扰相	186	4.9	1 400
斜方肌（左）	再生电位	单纯相	716	8.0	1 000
斜方肌（右）	正常	干扰相	213	5.1	1 300
颏舌肌（左）	正常	干扰相	232	4.2	1 500
颏舌肌（右）	正常	干扰相	201	4.5	1 200

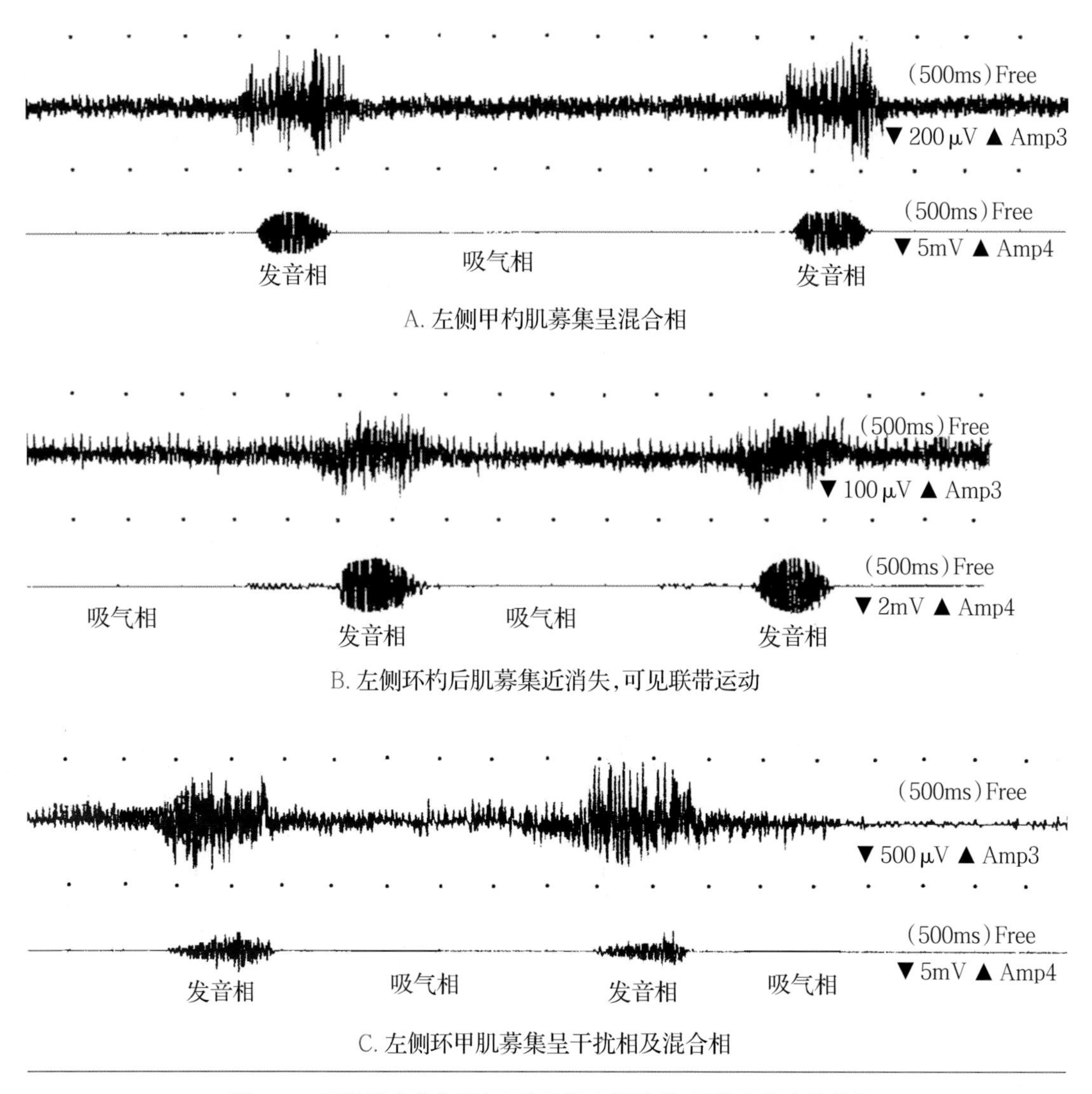

A. 左侧甲杓肌募集呈混合相

B. 左侧环杓后肌募集近消失，可见联带运动

C. 左侧环甲肌募集呈干扰相及混合相

图 5-4 喉肌异常募集相（上线为肌电图信号，下线为发音信号）

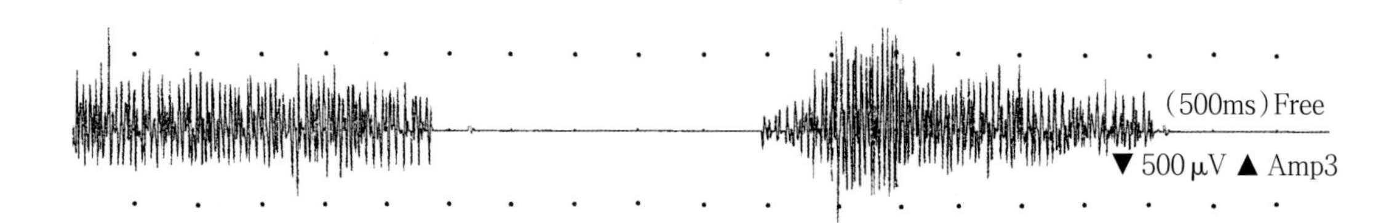

A. 左侧胸锁乳突肌募集呈混合相

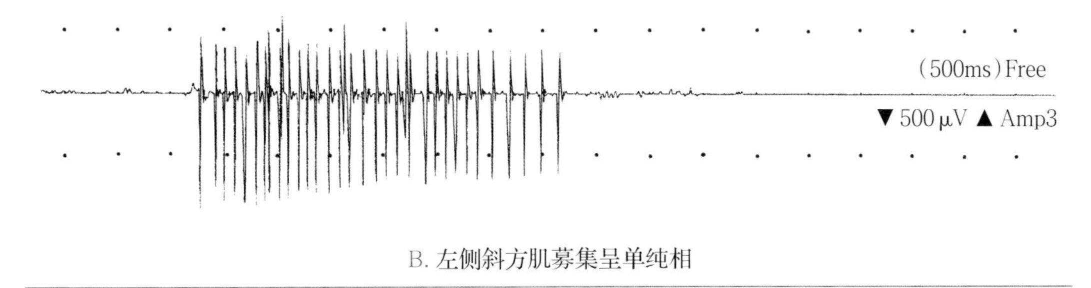

B. 左侧斜方肌募集呈单纯相

图 5-5 副神经异常募集相

(2)神经诱发电位特征:刺激左侧迷走神经,左侧甲杓肌、环杓后肌均未记录到诱发电位,左侧环甲肌诱发电位潜伏期延长;刺激左侧副神经,左侧胸锁乳突肌、斜方肌均未记录到诱发电位;刺激左侧舌下神经,左侧颏舌肌诱发电位正常。

(3)肌电图诊断:左侧迷走神经不完全损伤,左侧副神经不完全损伤。

【影像学检查】

甲状腺B超检查结果无异常,胸部CT检查结果示肺及纵隔无异常。颅底MRI检查发现左侧颈静脉孔区团块状异常信号影。

【病例分析】

患者无诱因出现声音嘶哑伴鼻咽反流症状,喉镜检查显示左侧声带运动不良,头颈部检查发现左侧后组脑神经损伤征象。基于上述特征考虑患者左侧声带运动不良与后组脑神经损伤直接相关,因此建议在进行常规喉肌电图检查基础上增加后组脑神经检查,结果提示左侧迷走神经、副神经损伤。

患者病史较长,虽然既往外院颅脑CT检查未见异常,但仍建议加行颅底MRI检查,同时神经科会诊进一步确定后组脑神经损伤病因。颅底MRI结果发现左侧颈静脉孔区占位,神经鞘瘤可能性大。因此最终确定左侧声带麻痹合并后组脑神经损伤是患侧颈静脉孔区肿物所致。

【临床处理】

结合上述检查结果分析,患者后续在全身麻醉下行左侧颈静脉孔区肿物切除术,术后病理结果示神经鞘瘤。术后 4 个月患者在全身麻醉下行左侧声带脂肪注射术，术后声音嘶哑改善明显。

【最终诊断】

1. 左侧声带麻痹
2. 左侧迷走神经、副神经损伤
3. 左侧颈静脉孔区神经鞘瘤

病例 8　男，51 岁，无诱因持续声音嘶哑 5 年，偶进食呛咳。28 年前行右侧扁桃体恶性肿瘤切除术，术后行颈部放射治疗，4 年前发现右颈肿物，局部麻醉下右侧颈部肿物活检，病理学检查结果为炎症。

【体格检查】

可见右侧颌下瘢痕，右侧胸锁乳突肌、斜方肌萎缩，双侧软腭抬举正常，伸舌居中。

【频闪喉镜检查】

可见右侧声带呈弓形，正中位固定，声门闭合裂隙，右侧梨状窝分泌物潴留明显。

【临床初步诊断】

1. 右侧声带运动不良（性质待定）
2. 右侧后组脑神经损伤？
3. 右侧扁桃体癌切除术后、放射治疗后
4. 右侧颈部肿物活检术后

【肌电图检查】

（1）针电极肌电图特征（表 5-3，图 5-6、图 5-7）

表 5-3　针电极肌电图特征

肌肉	平静时	发音或呼吸时	运动单位电位		最大募集相电位 /μV
			波幅 /μV	时程 /ms	
甲杓肌(左)	正常	干扰相	215	4.3	700
甲杓肌(右)	再生电位	混合相	304	7.2	400
环杓后肌(左)	正常	干扰相	636	3.7	1 500
环杓后肌(右)	再生电位	混合相,联带运动	186	5.7	150
环甲肌(左)	正常	干扰相	142	4.2	800
环甲肌(右)	大致正常,少许再生电位	干扰相 + 混合相	162	5.1	600
胸锁乳突肌(左)	正常	干扰相	118	4.3	1 800
胸锁乳突肌(右)	再生电位	单纯相	59	4.8	300
斜方肌(左)	正常	干扰相	161	4.3	1 200
斜方肌(右)	再生电位	混合相	172	4.7	400

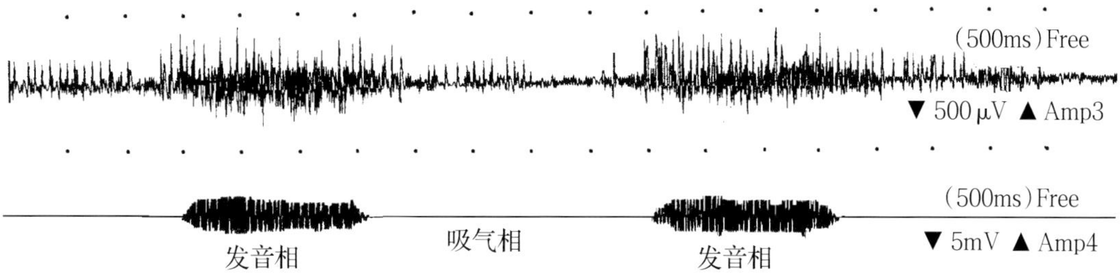

A. 右侧甲杓肌募集呈混合相

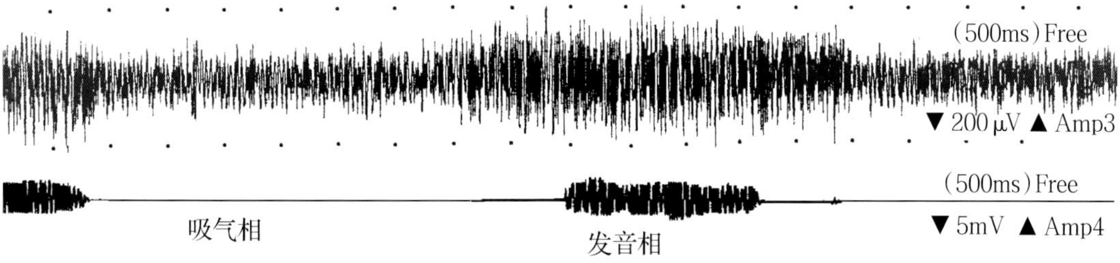

B. 右侧环杓后肌募集呈混合相,波幅较低,可见联带运动

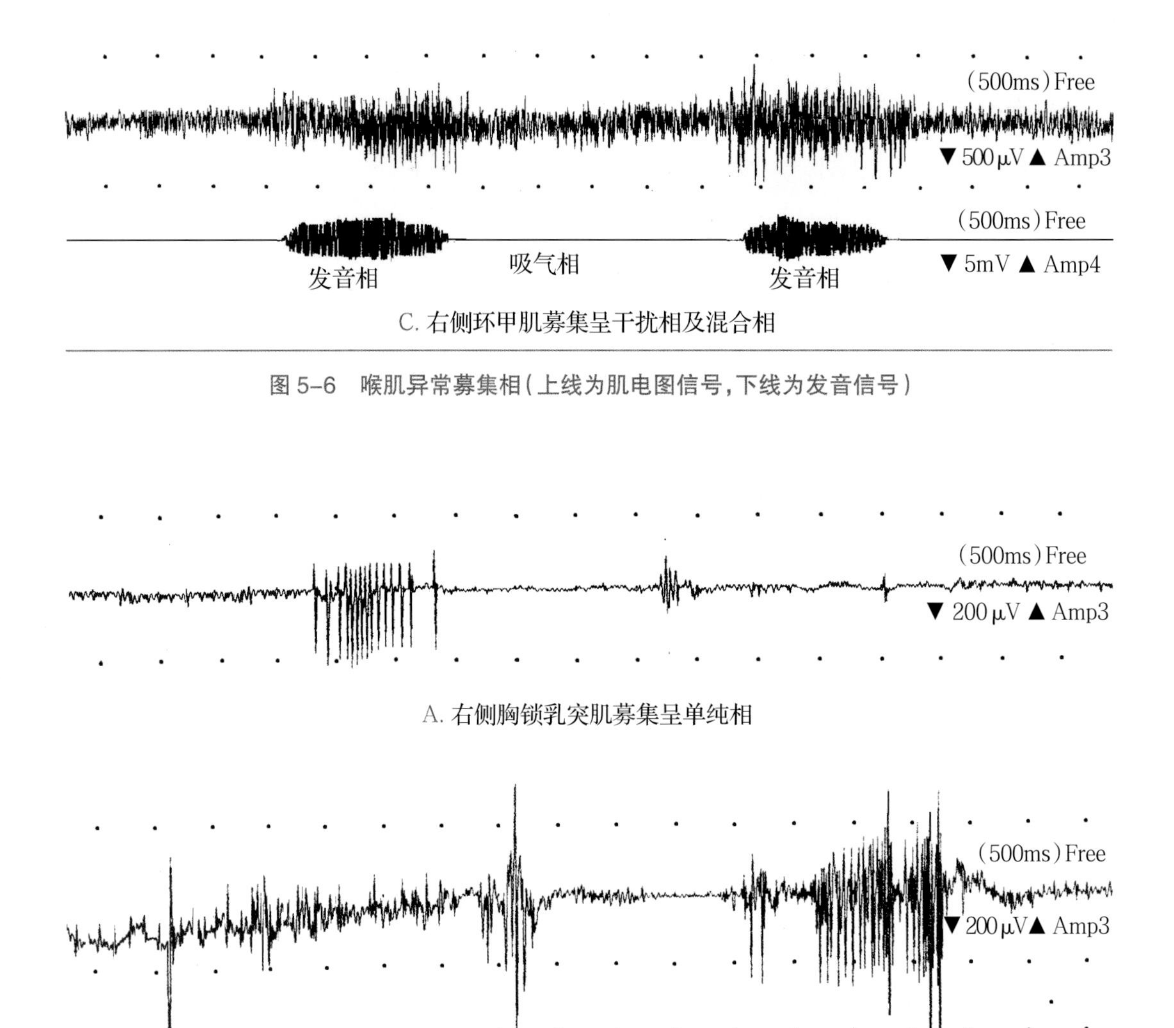

C. 右侧环甲肌募集呈干扰相及混合相

图 5-6　喉肌异常募集相（上线为肌电图信号，下线为发音信号）

A. 右侧胸锁乳突肌募集呈单纯相

B. 右侧斜方肌募集呈混合相

图 5-7　副神经异常募集相

（2）神经诱发电位特征：刺激右侧迷走神经，右侧甲杓肌、环杓后肌诱发潜伏期延长、波幅减小，右侧环甲肌诱发电位大致正常；刺激右侧副神经，右侧胸锁乳突肌潜伏期延长，右侧斜方肌未记录到诱发电位。

（3）肌电图诊断：右侧迷走神经损伤，右侧副神经损伤。

【影像学检查】

颅底 MRI、甲状腺 B 超、食管钡剂造影、胸部 X 线等检查均未发现异常。

【最终诊断】

1. 右侧声带麻痹
2. 右侧迷走神经、副神经损伤
3. 右侧扁桃体癌切除术后、放射治疗后
4. 右侧颈部肿物活检术后

【病例分析】

患者右侧声带运动不良，虽然近5年无诱因持续性声音嘶哑，但28年前有右颈部放射治疗史，进一步体格检查发现后组脑神经损伤征象，考虑合并后组脑神经损伤可能性大。肌电图检查在常规喉神经肌肉检查基础上增加后组脑神经检查，结果提示右侧迷走神经、副神经损伤。影像学检查无特殊异常。综合考虑最终确诊为既往放射治疗后导致的后组脑神经远期损害。

第六章　声带机械性运动障碍 Mechanical Vocal Fold Immobility

声带机械性运动障碍或声带固定以全身麻醉气管插管所致的杓状软骨脱位或半脱位最为常见，还可能由于外伤、感染或长期气管插管引起关节损伤、瘢痕或杓间瘢痕粘连所致。环杓关节炎亦会造成声带运动障碍。另有少数病例由于咽喉部肿瘤累及关节或肌肉导致声带固定。

第一节　杓状软骨脱位 Arytenoid Dislocation

一、临床特征

全身麻醉气管插管及钝挫性喉外伤是导致杓状软骨脱位（arytenoid dislocation）最常见的原因，前者约占80%。也有少数患者因咳嗽或喷嚏等导致杓状软骨自发性脱位或因插入鼻饲管等刺激所致。早期诊断、及时有效的关节复位治疗是恢复患者声带运动及发音质量的关键。杓状软骨脱位仅通过症状及喉镜征象很难与声带麻痹相鉴别，临床诊断主要结合病史，特别是患者是否有全身麻醉插管史、外伤史，是否患有风湿性疾病等。喉肌电图检查有助于对杓状软骨脱位进行鉴别诊断。

【发病机制】

环杓关节是由内衬滑膜的关节囊所包绕的滑动关节，容易发生脱位或半脱位，损伤后关节腔容易出现水肿及纤维素性渗出，可造成关节固定。

气管插管导致杓状软骨脱位的发病机制仍不明了，可能与插管直接损伤环杓关节导致脱位有关。杓状软骨脱位左侧多见，可能与麻醉时操作者多习惯于右手插管有关。杓状软骨前脱位最常见于插管时，可能与麻醉喉镜咬合杓状软骨后唇损伤环杓后韧带，使杓状软骨向前、内倾斜有关；后脱位常见于拔管时，杓状软骨向后外移位。近年来喉罩引起的杓状软骨脱位的病例也逐渐增加。

【临床表现】

杓状软骨脱位的患者会出现持续性声音嘶哑伴发音无力，严重者合并饮水或进食呛咳而影响吞咽功能。喉镜下可见不同程度的声带运动障碍及声门不完全闭合，杓状软骨脱位以前脱位最为常见，少数情况下也会发生后脱位或双侧脱位。笔者观察的57例全身麻醉插管导致杓状软骨脱位的患者中，杓状软骨向前内移位者53例，向后外移位者4例，患侧声带明显呈弓形者19例，杓区明显充血水肿者9例。若患者有气管插管留置时间较长的病史，应注意是否同时合并后连合瘢痕粘连。

【诊断】

杓状软骨脱位主要根据病史及临床体征进行诊断，特别是患者是否有麻醉插管史、外伤史，是否患有风湿性疾病等。对怀疑有杓状软骨脱位的患者，喉镜检查的重点是观察声带运动状态、声带位置、杓状软骨位置变化等特征。Rubin等认为，杓状软骨脱位患者还应关注双侧杓状软骨声带突垂直高度及声带长度的差异。

喉肌电图检查有助于对声带运动不良的原因进一步判断。声带机械性运动障碍患者喉肌电图通常正常，无异常电位出现，募集为干扰相，喉神经诱发电位潜伏期及波幅正常。但既往的研究也发现，部分全身麻醉插管后杓状软骨脱位患者喉肌电图异常，原因尚不明确。可能与喉返神经前支在声带突下方6～10mm处贴近黏膜表面走行，其外侧为甲状软骨板，此处易受套囊压迫而损伤有关；也可能因充气状态下的套囊在喉内移动时直接摩擦该区域而导致喉返神经损伤；或因在插管过程中颈部过度后仰致迷走神经张力过高，导致神经损伤。Rubin等报道74位杓状软骨脱位患者中有39.7%喉肌电图异常，但不影响治疗预后。笔者研究显示全身麻醉插管后杓状软骨脱位的患者35.6%伴有喉返神经功能明显异常，可见失神经电位。但这些患者均未观察到喉肌联带运动的现象，且96.7%患者杓状软骨复位后喉肌电图恢复正常，提示这种神经损伤多为暂时性，复位后多数神经功能可以恢复，但其病生理转归机制还有待进一步探索。

有文献报道，喉部CT可以反映杓状软骨脱位情况，环杓关节间隔可消失或模糊。空气动力学分析有助于记录治疗前后的变化。

【治疗及预后】

杓状软骨复位是杓状软骨脱位的治疗首选，手术通常在表面麻醉下进行，手术治疗目的为纠正脱位、恢复患者的发音质量及声带的正常运动。

笔者的研究资料显示，57 例全身麻醉插管后杓状软骨脱位患者复位后嗓音质量均有改善，51 例（89.5%）发音正常，6 例轻度嘶哑（10.5%）；声带运动 54 例（94.7%）恢复正常，3 例（5.3%）改善但未达到正常。对于钝挫性喉外伤导致的声带运动不良的病例，若试验性进行杓状软骨拨动无效，则应停止进行尝试，防止对喉部组织造成进一步损伤，并进一步明确病因。

二、病例精解

病例 9　女，42 岁，全身麻醉插管直肠癌切除术后即声音嘶哑 19 天，伴饮水呛咳。外院考虑为杓状软骨脱位分别于术后 5 天、术后 12 天在局部麻醉下行右侧杓状软骨复位 2 次，声音嘶哑无明显改善。

【频闪喉镜检查】

可见右侧声带呈弓形，近外展位固定，声门闭合较大裂隙，发音相声门上代偿（图 6-1）。

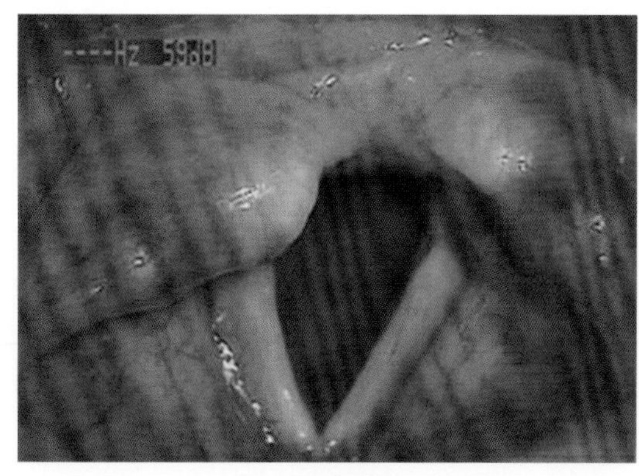

A. 吸气相

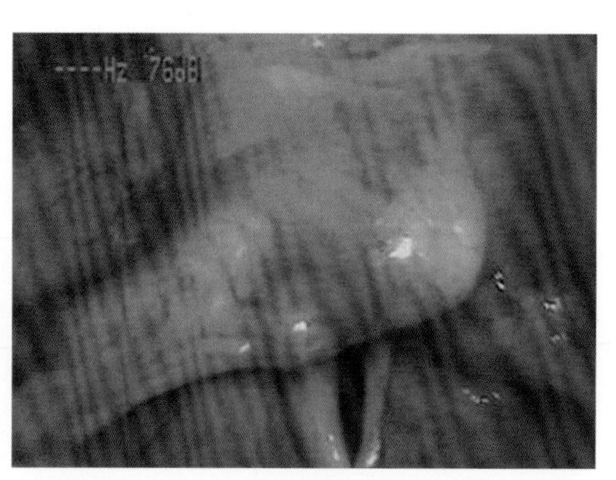

B. 发音相

图 6-1　频闪喉镜下表现

【临床初步诊断】

1. 右侧声带运动不良（杓状软骨脱位？）

2. 全身麻醉插管直肠癌切除术后

3. 右侧杓状软骨复位术后

【喉肌电图检查】

（1）喉针电极肌电图特征（表 6-1，图 6-2）

表 6-1　喉针电极肌电图特征

喉肌	平静时	发音或呼吸时	运动单位电位		最大募集相电位 /μV
			波幅 /μV	时程 /ms	
甲杓肌（左）	正常	干扰相	128	3.5	800
甲杓肌（右）	正常	干扰相	130	3.5	800
环杓后肌（左）	正常	干扰相	236	3.7	1 000
环杓后肌（右）	正常	干扰相	142	3.8	900
环甲肌（左）	正常	干扰相	138	3.6	600
环甲肌（右）	正常	干扰相	139	3.5	800

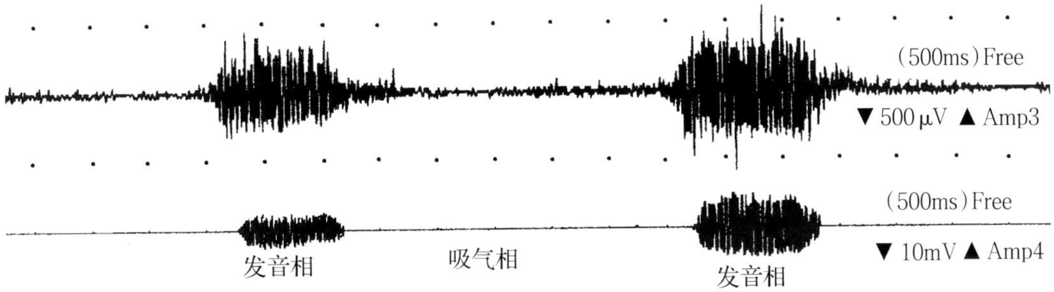

(500ms) Free
▼ 500 μV ▲ Amp3
(500ms) Free
▼ 10mV ▲ Amp4
发音相
吸气相
发音相

A. 右侧甲杓肌募集呈干扰相

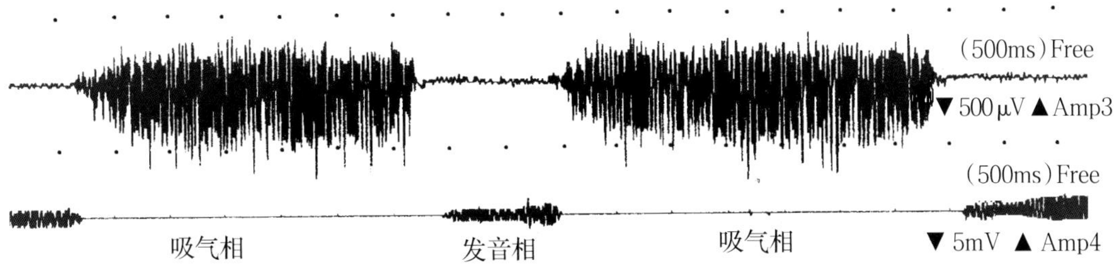

(500ms) Free
▼ 500 μV ▲ Amp3
(500ms) Free
▼ 5mV ▲ Amp4
吸气相
发音相
吸气相

B. 右侧环杓后肌募集呈干扰相

图 6-2　喉肌募集相（上线为肌电图信号，下线为发音信号）

（2）喉神经诱发电位特征：刺激右侧喉返神经，右侧甲杓肌、环杓后肌诱发电位正常；刺激右侧喉上神经，右侧环甲肌诱发电位正常。

（3）喉肌电图诊断：右侧喉返神经、喉上神经功能正常。

【病例分析】

患者全身麻醉插管直肠手术后右侧声带运动不良，手术与喉返神经路径无相关性。虽然外院局部麻醉下杓状软骨复位效果不佳，仍考虑为右侧杓状软骨脱位导致的声带运动不良可能性大，进一步肌电图检查结果明确右侧喉返神经无明显异常。因患者1周前已行2次局部麻醉下杓状软骨复位，故暂不行复位术。

【预后随访】

患者肌电图检查1天后声嘶逐渐改善，3天后基本恢复正常，3周后复查频闪喉镜检查见右声带运动恢复正常，声门闭合完全，与最初判断相符，为右侧杓状软骨脱位导致的声带运动不良。

【复查频闪喉镜】

可见双侧声带运动正常，发音相声门闭合完全。

【最终诊断】

1. 右侧杓状软骨脱位

2. 全身麻醉插管直肠癌切除术后

3. 右侧杓状软骨复位术后

病例10　女，40岁，全身麻醉腹腔镜下行胆囊切除术，术后声音嘶哑1个月，无呛咳。曾于外院局部麻醉下行左侧杓状软骨复位3次，无明显改善。

【频闪喉镜检查】

可见左侧声带弓形，外展位固定，发音相声门闭合后部裂隙（图6-3）。

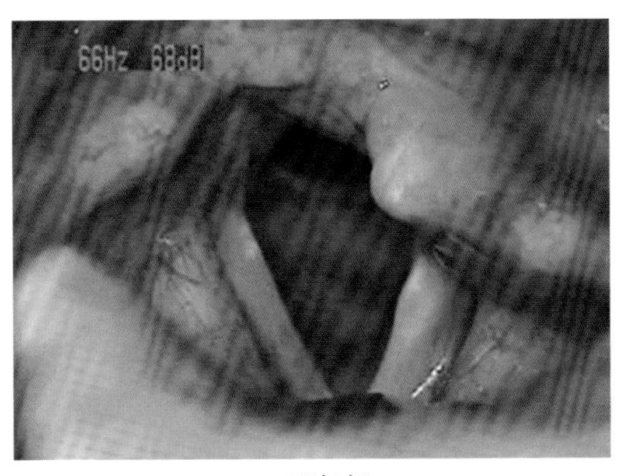

A. 吸气相

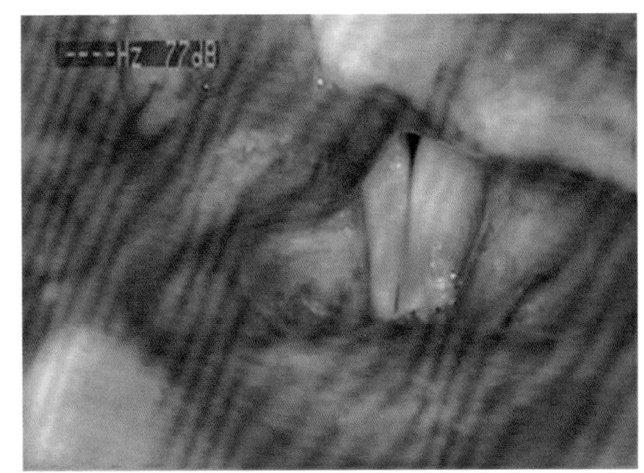

B. 发音相

图 6-3　频闪喉镜下表现

【临床初步诊断】

1. 左侧声带运动不良（杓状软骨脱位？）

2. 全身麻醉插管腹腔镜下胆囊切除术后

3. 左侧杓状软骨复位术后

【喉肌电图检查】

（1）喉针电极肌电图特征（表 6-2，图 6-4）

表 6-2　喉针电极肌电图特征

喉肌	平静时	发音或呼吸时	运动单位电位		最大募集相电位 /μV
			波幅 /μV	时程 /ms	
甲杓肌（左）	纤颤电位	混合相	114	1.9	480
甲杓肌（右）	正常	干扰相	143	3.5	1 000
环杓后肌（左）	肌电略弱	干扰相	121	4.5	500
环杓后肌（右）	正常	干扰相	168	3.7	1 100
环甲肌（左）	正常	干扰相	125	3.7	1 000
环甲肌（右）	正常	干扰相	161	3.8	1 000

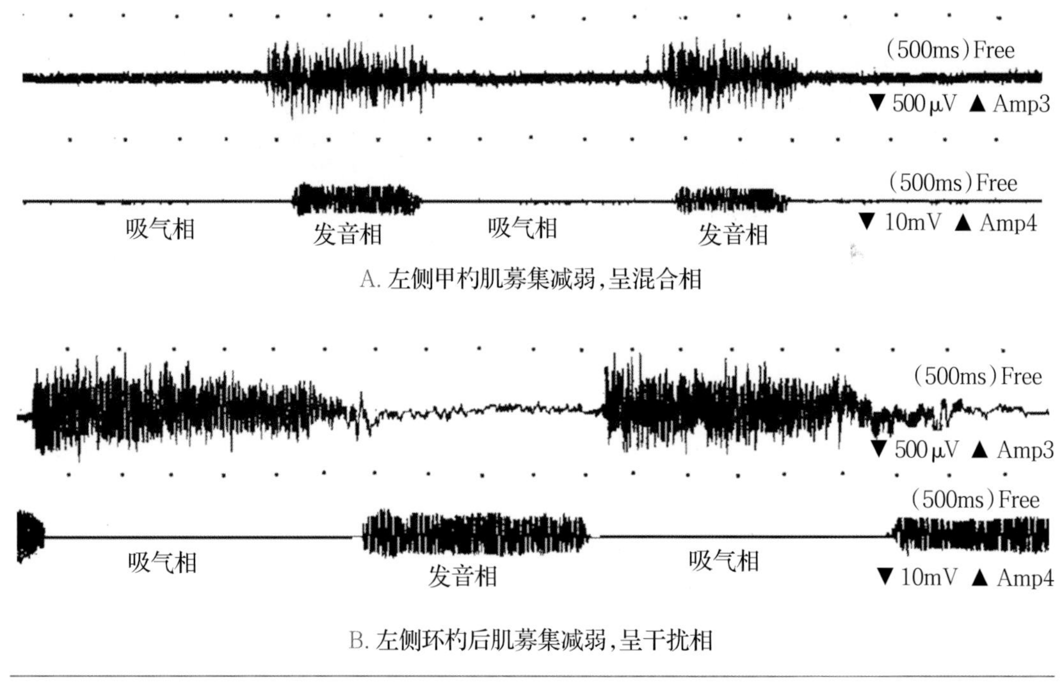

A. 左侧甲杓肌募集减弱，呈混合相

B. 左侧环杓后肌募集减弱，呈干扰相

图 6-4　喉肌募集相（上线为肌电图信号，下线为发音信号）

（2）喉神经诱发电位特征：刺激左侧喉返神经，左侧甲杓肌诱发电位潜伏期延长、波幅减小，左侧环杓后肌诱发电位潜伏期延长；刺激左侧喉上神经，左侧环甲肌诱发电位正常。

（3）喉肌电图诊断：左侧喉返神经功能异常。

【治疗】

结合上述检查结果分析，患者考虑为左侧杓状软骨脱位合并喉返神经损伤，再次局部麻醉下行左侧杓状软骨复位 2 次，发音明显改善。

【复查频闪喉镜】

可见左侧声带运动明显改善、基本正常，发音相声门闭合完全（图 6-5）。

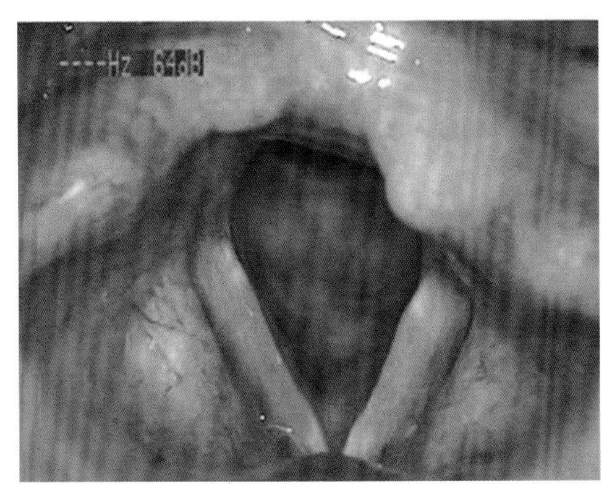

A. 吸气相

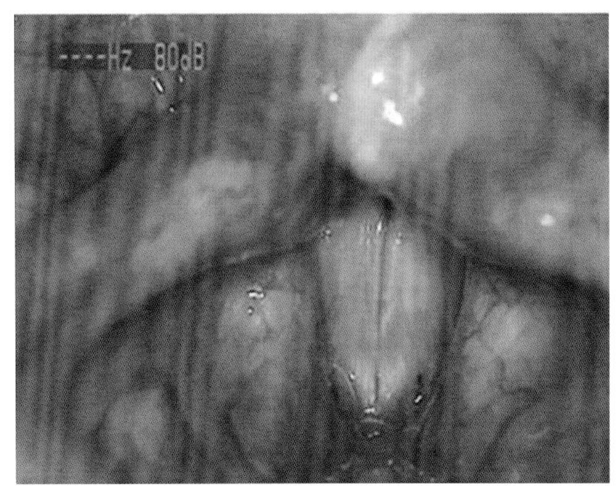

B. 发音相

图 6-5　频闪喉镜下表现

【术后复查喉肌电图】

复位术后复查左侧甲杓肌、环杓后肌的喉肌电图。

(1)喉针电极肌电图特征(表 6-3,图 6-6)

表 6-3　喉针电极肌电图特征

喉肌	平静时	发音或呼吸时	运动单位电位		最大募集相电位 /μV
			波幅 /μV	时程 /ms	
甲杓肌(左)	正常	干扰相	134	3.5	900
环杓后肌(左)	正常	干扰相	151	3.7	1 000

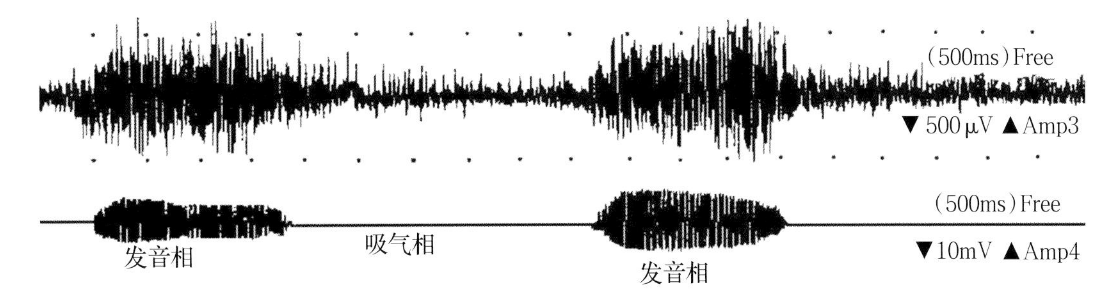

A. 左侧甲杓肌募集呈干扰相

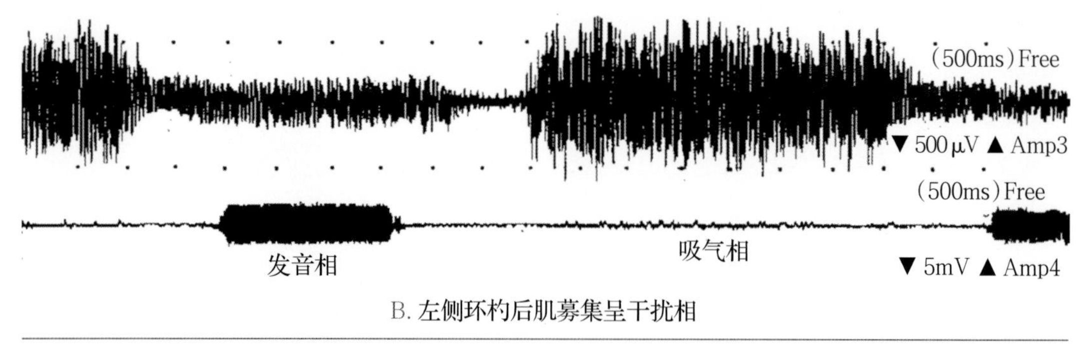

B. 左侧环杓后肌募集呈干扰相

图 6-6 左侧杓状软骨复位后喉肌募集相（上线为肌电图信号，下线为发音信号）

（2）喉神经诱发电位特征：刺激左侧喉返神经，左侧甲杓肌、环杓后肌诱发电位正常。

（3）喉肌电图诊断：左侧喉返神经功能正常。

【病例分析】

患者在全身麻醉插管下胆囊手术后出现声带运动不良，病史较为明确，手术与喉返神经路径无相关性。虽然在外院局部麻醉下行杓状软骨复位效果不佳，但仍考虑为左侧杓状软骨脱位可能性大。进一步喉肌电图检查提示左侧喉返神经部分损伤，根据笔者团队既往研究，考虑为插管导致的杓状软骨脱位合并暂时性神经损伤，建议患者再次行局部麻醉下杓状软骨复位。再次复位术后患者发音及声带运动基本正常，复查喉肌电图结果正常。

【最终诊断】

1. 左侧杓状软骨脱位合并喉返神经部分损伤
2. 全身麻醉插管腹腔镜下胆囊切除术后
3. 左侧杓状软骨复位术后

病例 11 男，26 岁，半个月前因心肌炎、呼吸困难于重症监护室行气管插管、呼吸机治疗 4 天，拔管后即声音嘶哑伴饮水呛咳。

【频闪喉镜检查】

可见左侧声带呈弓形，外展位固定，声门闭合较大裂隙，发音相声门上代偿

(图 6-7)。

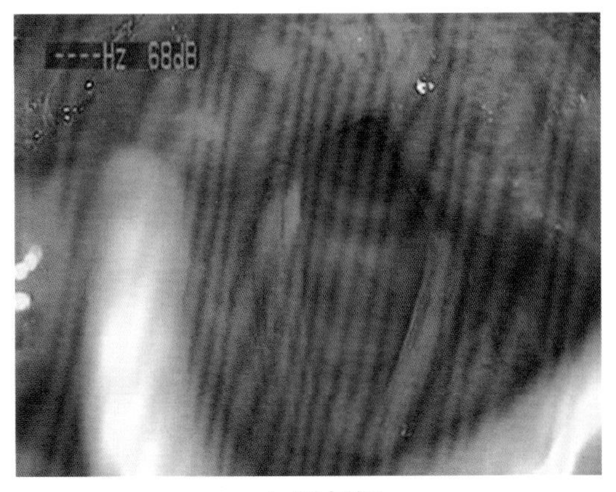

A. 吸气相

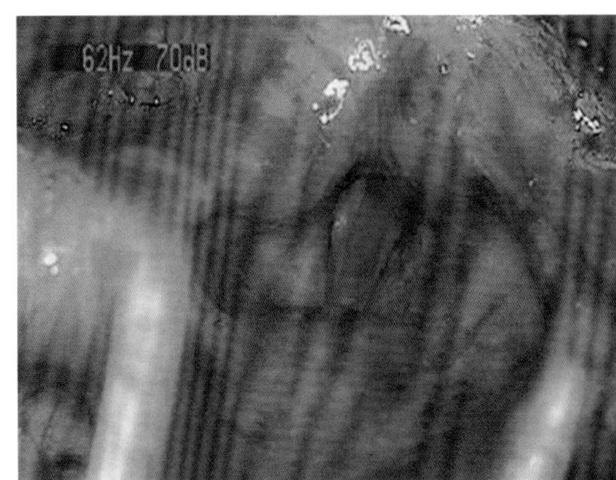

B. 发音相

图 6-7　频闪喉镜下表现

【临床初步诊断】

1. 左侧声带运动不良(性质待定)
2. 气管插管呼吸机治疗后

【喉肌电图检查】

(1)喉针电极肌电图特征(表 6-4,图 6-8)

表 6-4　喉针电极肌电图特征

喉肌	平静时	发音或呼吸时	运动单位电位		最大募集相电位 /μV
			波幅 /μV	时程 /ms	
甲杓肌(左)	纤颤电位	混合相	52	2.4	250
甲杓肌(右)	正常	干扰相	190	3.7	1 300
环杓后肌(左)	再生电位	混合相 + 单纯相	377	6.3	400
环杓后肌(右)	正常	干扰相	395	3.5	1 100
环甲肌(左)	正常	干扰相	218	3.7	1 200
环甲肌(右)	正常	干扰相	137	3.5	1 000

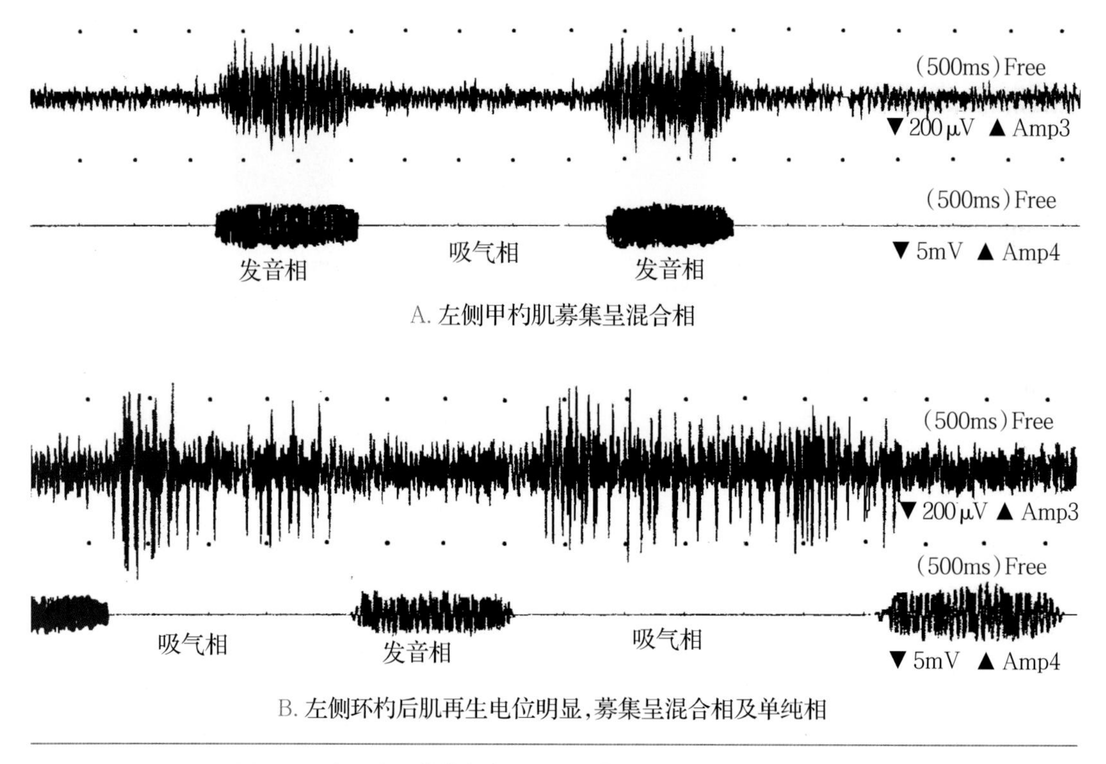

A. 左侧甲杓肌募集呈混合相

B. 左侧环杓后肌再生电位明显，募集呈混合相及单纯相

图 6-8　喉肌电图募集相（上线为肌电图信号，下线为发音信号）

（2）喉神经诱发电位特征：刺激左侧喉返神经，左侧甲杓肌、环杓后肌诱发电位潜伏期延长、波幅减小；刺激左侧喉上神经，左侧环甲肌诱发电位正常。

（3）喉肌电图诊断：左侧喉返神经功能异常。

【治疗及预后】

结合上述检查结果分析，患者考虑为左侧杓状软骨脱位合并喉返神经损伤，局部麻醉下行左侧杓状软骨复位术 2 次，术后声嘶明显改善。

【复查频闪喉镜】

可见左侧声带运动明显改善，外展正常、内收至近正中位，声门闭合明显改善（图 6-9）。

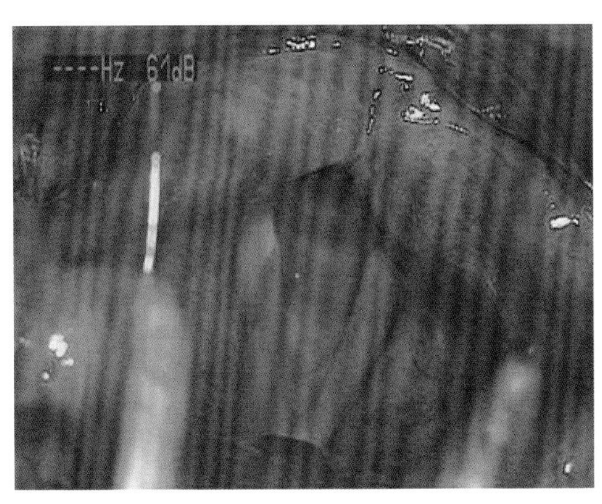

A. 吸气相

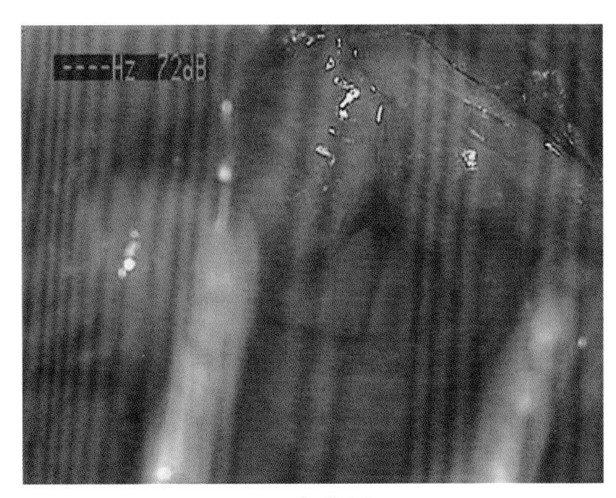

B. 发音相

图 6-9　频闪喉镜下表现

【病例分析】

患者在重症监护室行气管插管、呼吸机治疗 4 天，拔管后出现左侧声带运动不良，无颈部及胸部手术史，喉肌电图检查结果为左侧喉返神经部分损伤。根据笔者既往研究，考虑为气管插管呼吸机治疗导致的环杓关节损伤合并喉返神经损伤，建议患者先行局部麻醉下杓状软骨复位。复位术后患者发音及声带运动基本正常。

【最终诊断】

1. 左侧杓状软骨脱位合并喉返神经部分损伤

2. 心肌炎气管插管呼吸机治疗后

第二节　声门后部狭窄　Posterior Glottic Stenosis

一、临床特征

声门后部狭窄（posterior glottic stenosis）会导致双侧声带运动不良，分为杓间区粘连和完全性声门后部狭窄。前者瘢痕位于声带突间，在后连合区域形成一窦道；后者瘢痕位于杓间区及后连合，瘢痕可局限于黏膜下或延伸至一侧或双侧环杓关节。

二、病例精解

病例 12 男，25 岁，16 个月前因“慢性粒细胞白血病”行骨髓移植术，有术后重症监护室延长插管史。患者术后口服免疫抑制剂、抗生素治疗，期间出现皮肤及咽喉部溃疡、真菌感染。11 个月前逐渐出现声嘶、呼吸困难，咽痛、咽喉部溃疡明显。10 个月前行气管切开，目前无法堵管。

【频闪喉镜检查】

可见双侧声带正中位固定，声带表面光滑、似瘢痕样（图 6-10）。

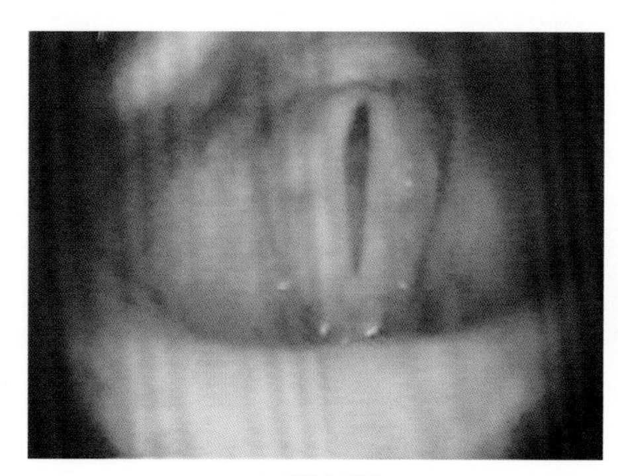

A. 吸气相

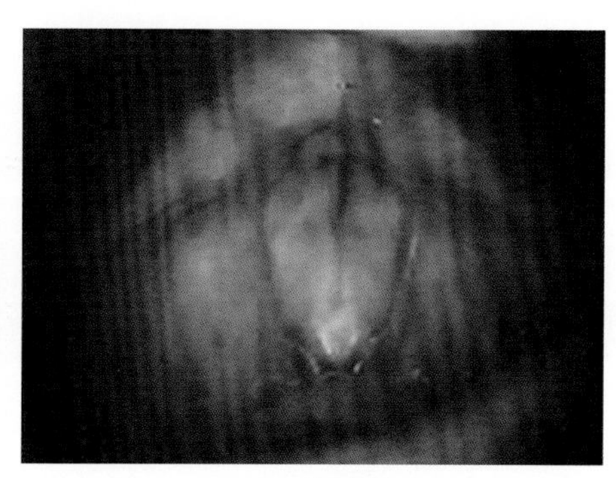

B. 发音相

图 6-10 频闪喉镜下表现

【临床初步诊断】

1. 双侧声带运动不良（声带麻痹？）
2. 喉狭窄
3. 气管切开术后
4. 慢性粒细胞白血病骨髓移植术后

【喉肌电图检查】

（1）喉针电极肌电图特征（表 6-5，图 6-11）

表 6-5　喉针电极肌电图特征

肌肉	平静时	发音或呼吸时	运动单位电位		最大募集相电位 /μV
			波幅 /μV	时程 /ms	
甲杓肌(左)	肌电弱	干扰相	78	5.5	600
甲杓肌(右)	肌电弱	干扰相	92	5.5	300
环杓后肌(左)	肌电弱	干扰相	107	6.7	350
环杓后肌(右)	肌电弱	干扰相	128	5.9	200
环甲肌(左)	正常	干扰相	230	5.7	1 000
环甲肌(右)	正常	干扰相	203	5.3	2 000

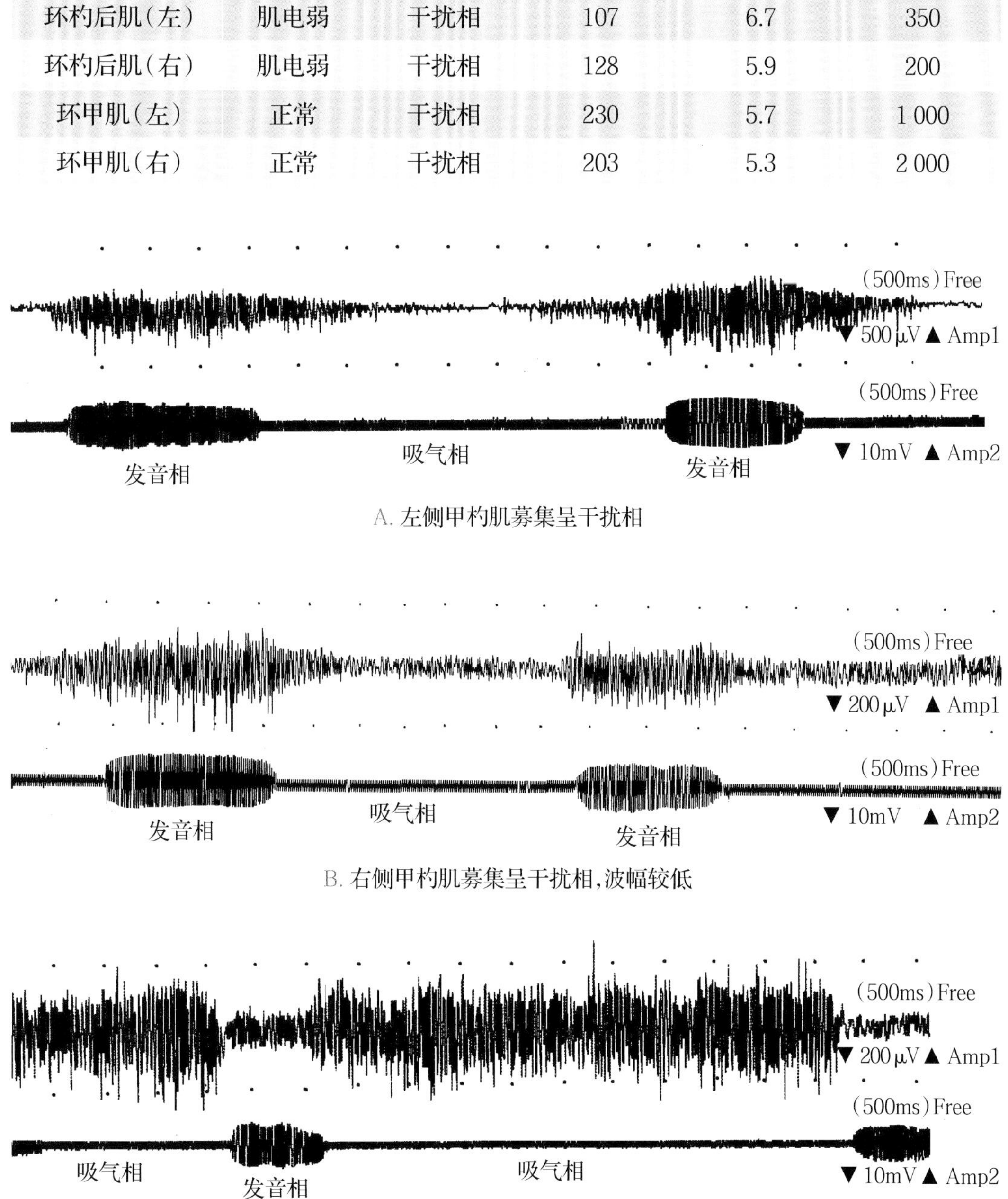

A. 左侧甲杓肌募集呈干扰相

B. 右侧甲杓肌募集呈干扰相，波幅较低

C. 左侧环杓后肌募集呈干扰相，波幅较低

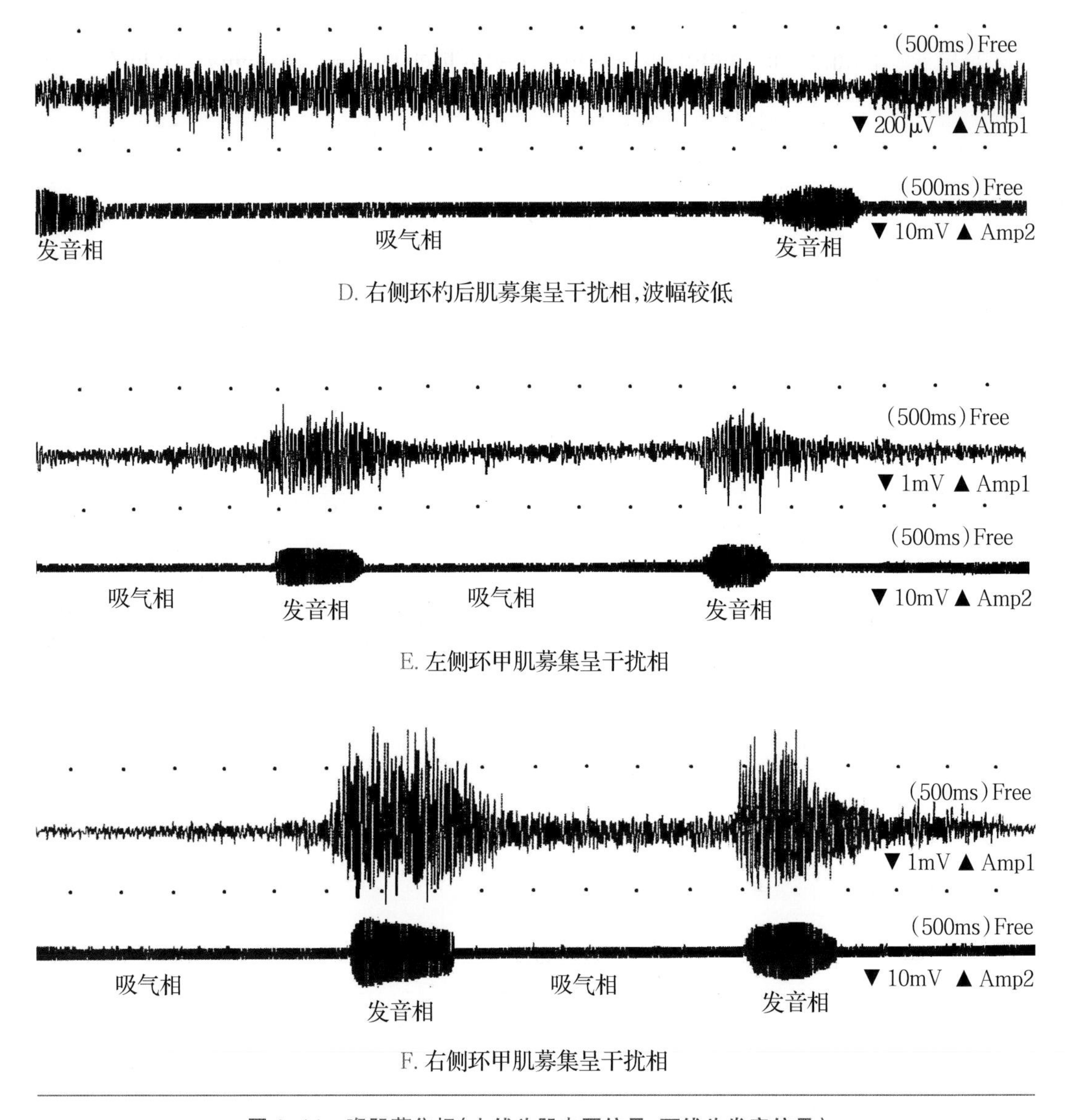

D. 右侧环杓后肌募集呈干扰相，波幅较低

E. 左侧环甲肌募集呈干扰相

F. 右侧环甲肌募集呈干扰相

图 6-11 喉肌募集相（上线为肌电图信号，下线为发音信号）

（2）喉神经诱发电位特征：刺激双侧喉返神经，双侧甲杓肌、右侧环杓后肌诱发电位大致正常，左侧环杓后肌波幅较对侧减小（波幅 0.4mV）；刺激双侧喉上神经，双侧环甲肌诱发电位大致正常。

（3）喉肌电图诊断：双侧喉上神经功能正常，喉返神经功能大致正常。

【影像学检查】

头颅CT、胸部X线、食管造影、甲状腺B超未见明显异常，颈部增强CT见右侧杓状软骨密度略增高，无明显肿瘤表现。

【病例分析】

患者双侧声带近正中位固定，影像学检查未见异常，初步考虑为双侧声带麻痹，拟在全身麻醉下行一侧杓状软骨切除术。但患者病程较长、病史病因较为复杂，鉴别困难。因患者已行气管切开，在保证气道通畅情况下，进一步行喉肌电图检查明确性质。肌电图结果提示喉神经功能正常。因此再次行喉镜检查并进行局部麻醉下双侧杓状软骨触诊探查双侧声带固定原因，结果发现杓间区粘连。结合患者既往有白血病和全身麻醉下骨髓移植病史及重症监护室延长插管史，术后服用免疫抑制剂、抗生素治疗后皮肤及咽喉部黏膜溃疡史，最终考虑为后连合瘢痕粘连所致双侧声带正中位固定、声门狭窄。患者后续行喉瘢痕切除+T管置入手术。

患者部分喉肌肌电弱，考虑与气管切开后颈部佩戴气管套管，影响电极放置有关。因此在分析喉肌电图检查结果时，需结合其他临床特征进行综合判读。

【最终诊断】

1. 双侧声带运动不良
2. 杓间区粘连
3. 喉狭窄
4. 气管切开术后
5. 慢性粒细胞白血病骨髓移植后

第三节　喉软骨肿瘤　Laryngeal Chondroma

一、临床特征

喉的软骨性肿瘤罕见，其中以喉软骨瘤及低度恶性的软骨肉瘤最常见。喉软骨瘤(laryngeal chondroma)可发生于任何喉软骨，但以环状软骨最为多见(69%～80%)，甲状软骨(9%～20%)、杓状软骨及会厌软骨较为少见(<5%)。大多数软骨肉瘤为低度恶性,发展缓慢,常常被误诊为软骨瘤。软骨瘤的直径常小于2～3cm,可发生在儿童及成人,而软骨肉瘤常大于3cm,以60～70岁老年人多见。软骨瘤及低级别软骨肉瘤在组织学上不易区分,且发生于杓状软骨的肉瘤非常少见。因此极易漏诊,笔者团队曾报道1例以双声带运动不良伴呼吸不畅就诊患者,最终确诊为杓状软骨肉瘤(详见下文病例)。

二、病例精解

病例 13 男,51岁,感冒后呼吸不畅20余天,夜间明显。患者声音略嘶哑,无咽痛及吞咽困难。

【频闪喉镜检查】

可见右侧声带旁正中位固定,左侧声带内收正常,外展受限至旁正中位。吸气相声门裂约5mm,未见明显新生物(图6-12)。

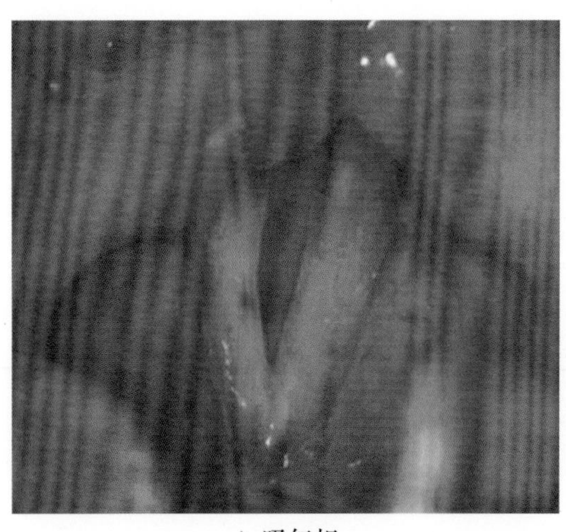

A. 吸气相

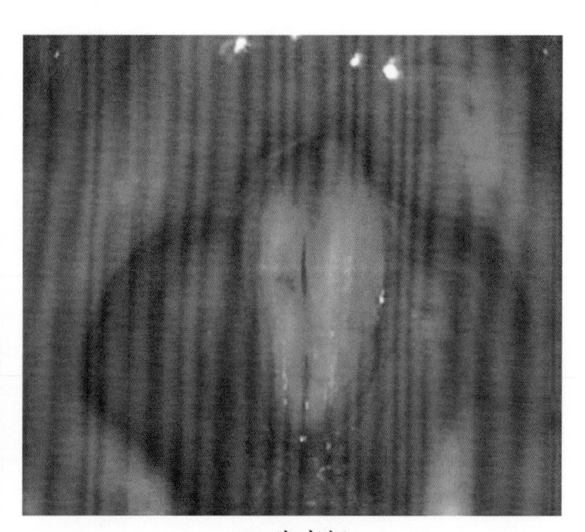

B. 发音相

图6-12 频闪喉镜下表现

(引自:HU R,XU W,LIU H,et al .Laryngeal chondrosarcoma of the arytenoid cartilage presenting as bilateral vocal fold immobility: a case report and literature review. J Voice,2014,28:129.e13-129.e17)

【临床初步诊断】

1. 双侧声带运动不良(特发性声带麻痹?)

2. 喉狭窄

3. Ⅰ度呼吸困难

【喉肌电图检查】

（1）喉针电极肌电图特征（表 6-6，图 6-13）

表 6-6　喉针电极肌电图特征

肌肉	平静时	发音或呼吸时	运动单位电位		最大募集相电位 /μV
			波幅 /μV	时程 /ms	
甲杓肌（左）	正常	干扰相，少许混合相	241	6.0	900
甲杓肌（右）	再生电位?	单纯相	165	5.9	600
环杓后肌（左）	正常	干扰相	244	7.3	800
环杓后肌（右）	正常及再生电位	弱干扰相	191	6.5	300
环甲肌（左）	正常	干扰相	241	6.9	800
环甲肌（右）	正常	混合相	419	5.4	700

(500ms) Free
▼ 500 μV ▲ Amp1
(500ms) Free
▼ 10mV ▲ Amp2
发音相
吸气相
发音相

A. 左侧甲杓肌募集呈干扰相，夹杂少许混合相

(500ms) Free
▼ 500 μV ▲ Amp1
(500ms) Free
▼ 10mV ▲ Amp2
吸气相
发音相
吸气相
发音相

B. 右侧甲杓肌募集呈单纯相

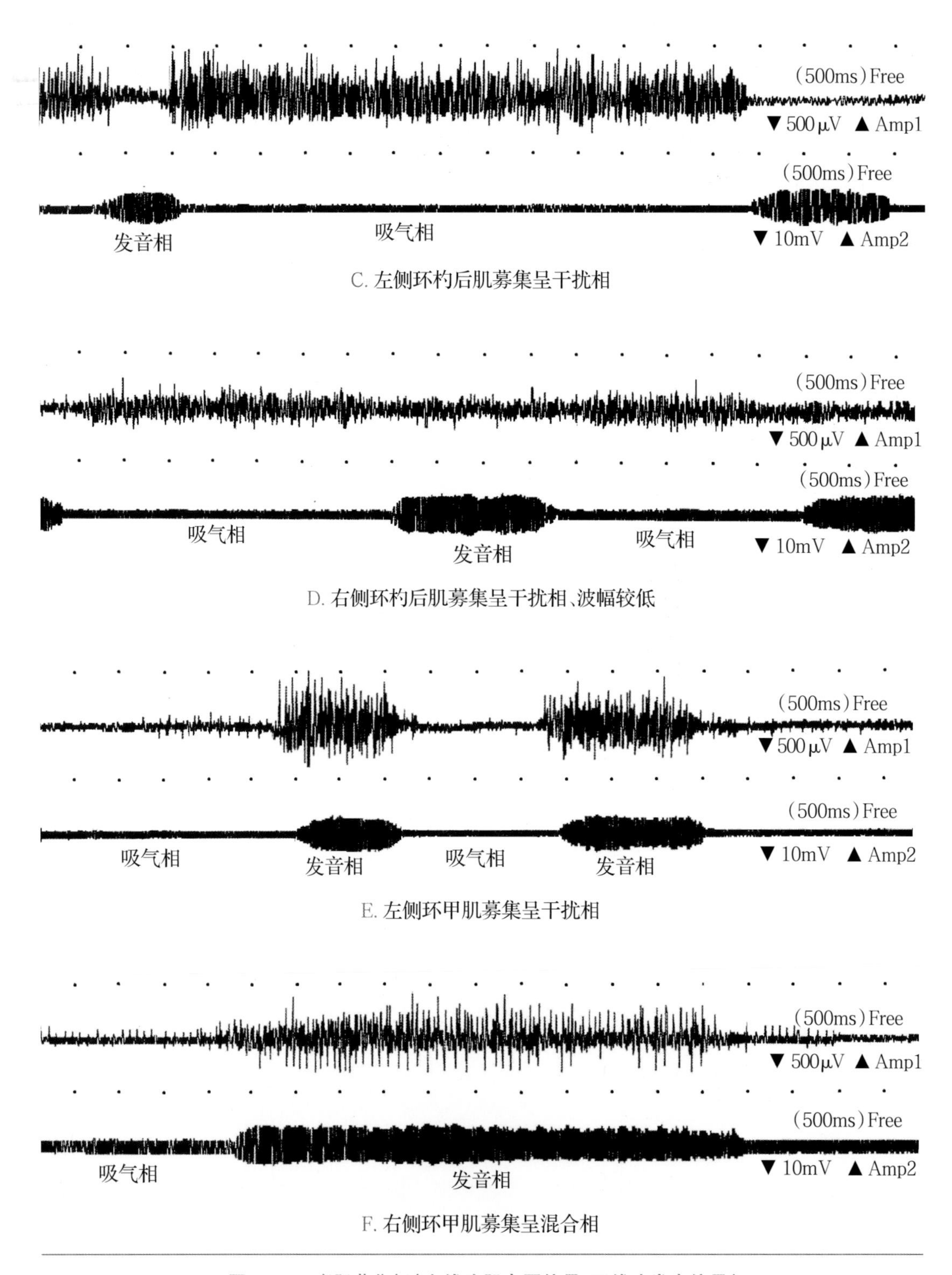

图 6-13　喉肌募集相（上线为肌电图信号，下线为发音信号）

（2）喉神经诱发电位特征：刺激右侧喉返神经，右侧甲杓肌未记录到诱发电位，右侧环杓后肌诱发电位波幅减低（0.3mV）；刺激左侧喉返神经，左侧甲杓肌、环杓后肌诱发电位大致正常；刺激双侧喉上神经，双侧环甲肌诱发电位大致正常。

（3）喉肌电图诊断：右侧喉返神经不完全损伤。

【影像学检查】

颅底MRI、甲状腺B超、胸部X线等检查均未发现异常。食管钡剂造影显示右侧梨状窝略狭窄，食管上段充盈缺损。颈部增强CT显示杓状软骨密度增高，右侧更为明显（图6-14）。

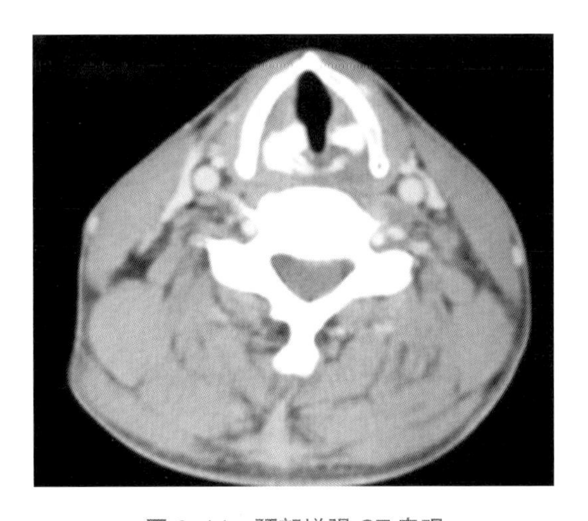

图6-14 颈部增强CT表现

（引自：HU R，XU W，LIU H，et al .Laryngeal chondrosarcoma of the arytenoid cartilage presenting as bilateral vocal fold immobility: a case report and literature review. J Voice，2014，28:129.e13−129.e17）

【诊疗及随访】

患者神经内科会诊排除全身神经肌肉病变后随诊观察。初诊6个月后，因“感冒后呼吸困难加重1周”再次就诊，频闪喉镜检查与颈部增强CT检查变化不明显。建议患者在全身麻醉下行CO_2激光右侧杓状软骨部分切除+活检术，明确病变性质同时缓解症状。病理提示：符合软骨瘤、组织异常增生，部分细胞异型明显、建议随访。术后患者呼吸困难改善，拒绝行进一步治疗。

患者术后22个月出现呼吸困难进行性加重，再次在全身麻醉下行右侧杓状软骨活检术，结果符合软骨肉瘤（Ⅱ级）。并于3个月后行喉全切除＋右侧颈淋巴结清扫＋甲状腺部分切除术，术后病理示软骨肉瘤（Ⅰ级），淋巴结未见肿瘤转移，甲状腺组织未见肿瘤。术后20个月随访未见复发及远处转移。

【最终诊断】

1. 杓状软骨肉瘤
2. 双侧声带运动不良
3. 喉狭窄

【病例分析】

患者初诊时有短暂上呼吸道感染史，喉镜下表现为右侧声带固定，左侧声带运动受限，喉部未见明显新生物；颈部增强CT检查仅提示双侧杓状软骨密度增高，右侧更为明显。影像学特征可能与中老年男性杓状软骨生理性骨化特征相关，因此初步考虑为病毒感染导致的双侧声带麻痹。进一步喉肌电图检查结果提示右侧喉返神经部分损伤，左侧喉返神经大致正常，因患者双侧声带运动不良不能完全用神经源性损伤解释，建议密切随诊。6个月后患者症状加重，喉镜下表现与颈部CT变化不明显，建议在全身麻醉下行杓状软骨切除术＋活检，在缓解呼吸困难的同时进一步明确杓状软骨密度异常原因。最终确定为杓状软骨肉瘤导致的声带运动异常，后续对原发病进行相应治疗。

因此，对于病因不明声带运动不良患者，在喉肌电图结果与其他征象不完全符合时，需要进行综合评估，对于无法确诊的病例需随诊观察。

第七章　喉肌病　Laryngeal Myopathy

一、临床特征

喉肌病（laryngeal myopathy）包括遗传性肌肉病变如肌营养失调、线粒体疾病、内分泌障碍、外伤或炎症等导致的肌肉障碍。喉肌受累表现为喉肌力弱，声门不完全闭合，声带运动减弱等。有关喉肌病的报道较少，喉肌电图特征因肌病的分期及病理而异，Yin 等建议当声带运动正常而喉张力减弱时，或患者有遗传性肌病同时伴有发音障碍时可进行喉肌电图检查排除肌病。严重的肌病可能与肌细胞退化及纤维化有关。

二、病例精解

病例 14　男，25 岁，15 年前无诱因出现双侧上睑下垂，晨轻暮重，曾诊断为重症肌无力，但未进行相关检查及治疗。近 1 年症状加重，伴持续声音嘶哑及发音无力，无吞咽及呼吸困难。否认家族史。

【体格检查】

可见双侧上睑下垂，眼球运动受限，视力正常。

【频闪喉镜检查】

可见双侧声带弓形、活动正常，发音相声门上前后挤压、声门闭合较大裂隙（图 7-1）。

【临床初步诊断】

1. 声音嘶哑原因待查
2. 声门闭合不全
3. 双侧上睑下垂、眼球运动受限原因待查
4. 重症肌无力?

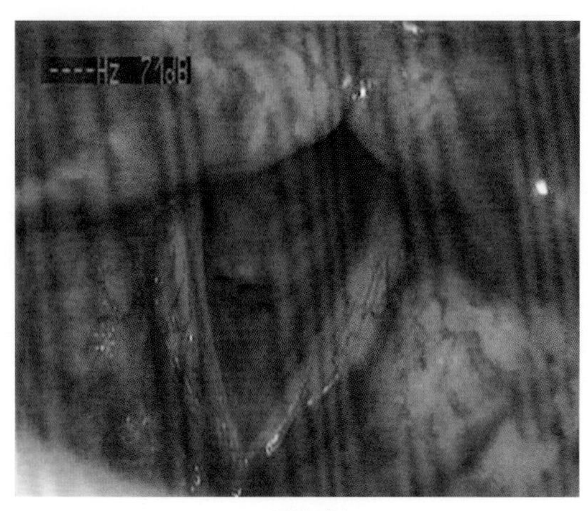

A. 吸气相

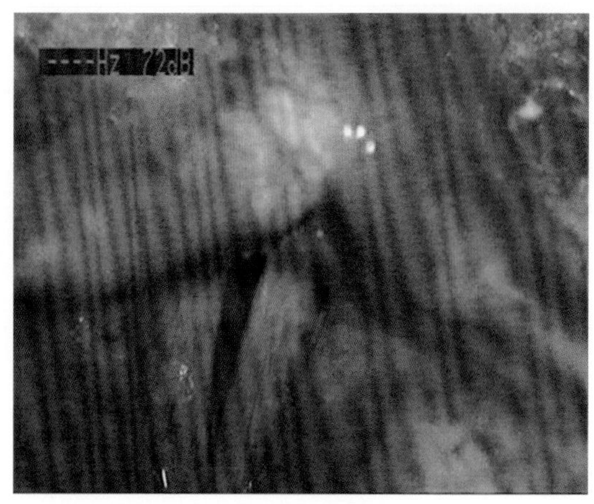

B. 发音相

图 7-1 频闪喉镜下表现

【喉肌电图检查】

（1）喉针电极肌电图特征（表 7-1，图 7-2）

表 7-1 喉针电极肌电图特征

喉肌	平静时	发音或呼吸时	运动单位电位		最大募集相电位 /μV
			波幅 /μV	时程 /ms	
甲杓肌（左）	正常	干扰相	165	3.6	800
甲杓肌（右）	正常	干扰相	204	3.7	600
环杓后肌（左）	正常	干扰相 + 混合相	171	3.7	1 800
环杓后肌（右）	正常	干扰相	140	3.4	1 100
环甲肌（左）	正常	干扰相 + 混合相	170	3.5	900
环甲肌（右）	正常	干扰相	207	3.5	900

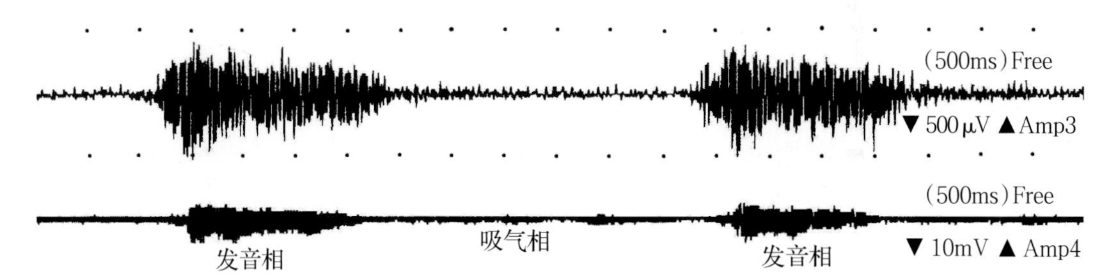

A. 左侧甲杓肌募集呈干扰相

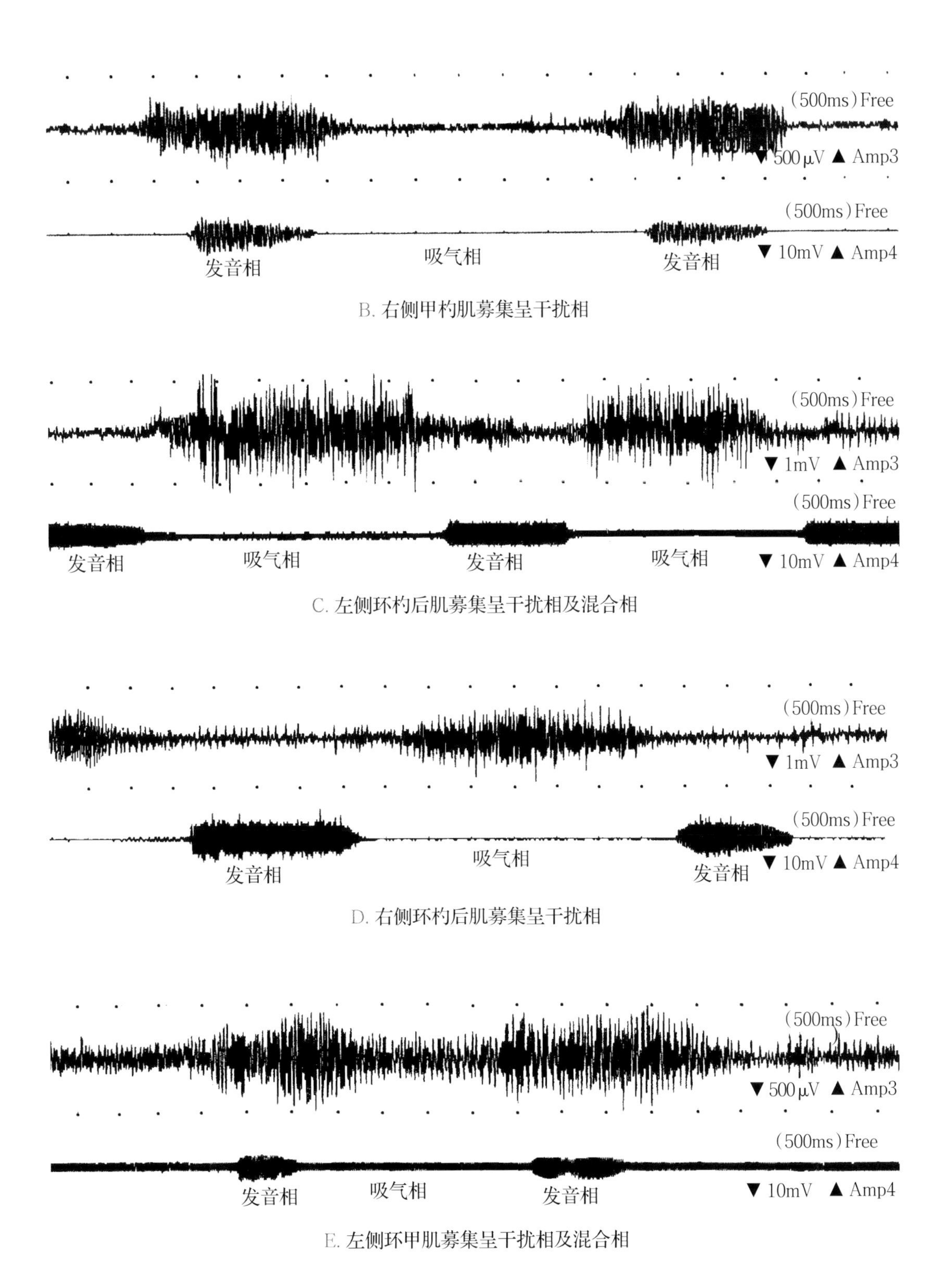

B. 右侧甲杓肌募集呈干扰相

C. 左侧环杓后肌募集呈干扰相及混合相

D. 右侧环杓后肌募集呈干扰相

E. 左侧环甲肌募集呈干扰相及混合相

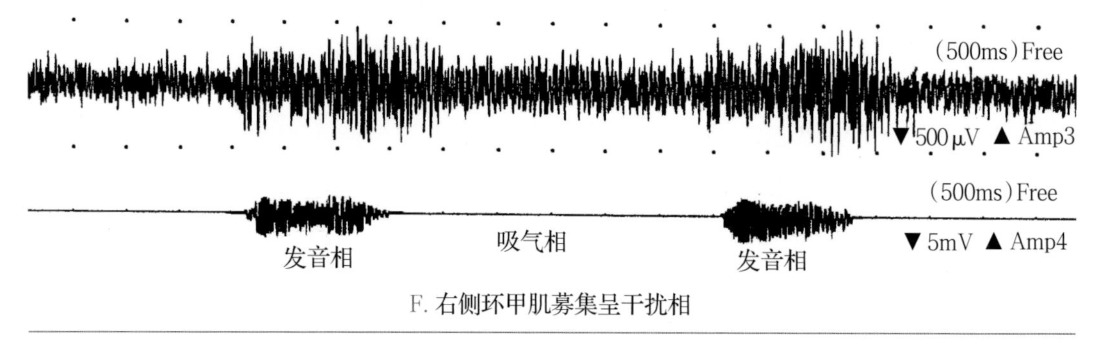

F. 右侧环甲肌募集呈干扰相

图 7-2 喉肌募集相(上线为肌电图信号,下线为发音信号)

(2)喉神经诱发电位特征:刺激双侧喉返神经和喉上神经,双侧甲杓肌、环杓后肌、环甲玑诱发电位均大致正常。

(3)喉神经重复神经刺激特征:重复神经刺激双侧喉返神经、喉上神经,均未见衰减。

(4)喉肌电图诊断:双侧喉返神经、喉上神经功能大致正常。

【病例分析】

患者双侧上睑下垂,声门闭合不全,既往诊断为重症肌无力。喉肌电图检查结果大致正常,喉神经重复神经刺激无衰减,不支持重症肌无力诊断。神经内科会诊排除重症肌无力诊断,并进一步行左侧肱二头肌活检,符合线粒体肌病。最终考虑为线粒体肌病导致的上睑下垂、喉肌无力及声音嘶哑。

【最终诊断】

1. 线粒体肌病
2. 声门闭合不全
3. 双侧上睑下垂、眼球运动受限

【相关基础】

某些肌病(如线粒体肌病)的临床表现与重症肌无力及肌营养不良相近,但肌电图大致正常,重复神经刺激无衰减,疲劳试验通常呈阴性,确诊则需要专科医生进行肌肉活检以明确诊断。

第八章　重症肌无力 Myasthenia Gravis

重症肌无力（myasthenia gravis，MG）是最常见的累及横纹肌神经肌肉接头的自身免疫性疾病。据《中国重症肌无力诊断和治疗指南2020》中的定义，它是一种由自身抗体介导的获得性神经－肌肉接头传递障碍的自身免疫性疾病。乙酰胆碱受体抗体是最常见的致病性抗体。目前，MG的治疗仍以胆碱酯酶抑制剂、糖皮质激素、免疫抑制剂、静脉注射免疫球蛋白、血浆置换及胸腺切除为主。

一、临床特征

【病因与病理生理机制】

正常情况下，乙酰胆碱与乙酰胆碱受体结合产生局部终板电位，从而引发肌肉动作电位，触发肌纤维的收缩。重症肌无力患者神经肌肉接头处产生的终板电位波幅不足，传递被阻滞导致肌肉收缩减弱。重症肌无力的发病机制可能是由于体内产生抗乙酰胆碱受体的抗体，在补体参与下与乙酰胆碱受体发生免疫应答，使肌肉80%的乙酰胆碱受体达到饱和，经由补体介导的细胞膜溶解作用还会使乙酰胆碱受体大量被破坏，导致突触后膜传递障碍而导致肌肉无力。

重症肌无力患者眼外肌最常受累，其次为脑神经支配的肌肉，如面肌、咽喉肌，这些肌肉共同的特征为持续活动时间长，肌肉运动单位的乙酰胆碱受体含量少。另外，喉肌活动是呼吸及发音等喉功能活动的动力源，即使是在睡眠状态，喉肌也处在持续运动状态中，因此也易受累。

【临床表现】

1. 症状

（1）一般特征：重症肌无力患者全身骨骼肌均可受累，表现为波动性无力和易疲劳性。症状呈“晨轻暮重”，活动后加重、休息后可减轻。肌无力常从一组肌群开始，逐渐累及到其他肌群，直到全身肌无力。部分患者短期内病情可出现迅速进展，发生肌无力危象。病程早期症状波动，可自发缓解、复发或恶化，晚期症状严重，休息后亦不能完全恢复，部分肌肉可发生萎缩。80% 以上患者胸腺异常（胸腺瘤或胸腺增生）。重症肌无力还常合并其他自身免疫性疾病，如甲状腺功能亢进、系统性红斑狼疮、类风湿性关节炎等。

（2）咽喉部症状：患者咽喉部症状并不典型，部分患者会伴有声音嘶哑、构音障碍、开放性鼻音、音量小、饮水呛咳及吞咽困难等症状。Carpenter 和 Grob 等报道有 30% 重症肌无力患者有咽喉部症状，其中 6% 以音量小、发音费力、吞咽困难等为首发症状。笔者团队对 30 例重症肌无力患者进行研究发现，37% 患者有上述咽喉部症状，少数重症患者感觉呼吸费力，症状晨轻暮重，用嗓过度后加重。

2. 体征　多数患者咽喉部形态及声带运动无明显异常。根据笔者团队的观察，仅有 16.7% 患者喉镜发现双侧声带运动略显无力，咳嗽时明显，发音时声门闭合有缝隙，声带黏膜波稍减弱。

【检查】

1. 肌电图检查　肌电图检查在重症肌无力的诊断中有重要作用，是大多数病例最可靠的诊断手段。重症肌无力的肌电图检查包括常规针电极肌电图检查、单纤维肌电图检查、神经传导检查和重复神经刺激检查，可以从不同角度反映神经肌肉传递的异常，其中 RNS 在重症肌无力诊断中的作用尤为重要。单纤维肌电图对重症肌无力检测灵敏度高，但特异度较差。2009 年笔者报道了重症肌无力患者的喉肌电图特征表现，研究认为，喉神经重复神经刺激衰减率以大于 10% 为阳性标准，对于受累喉肌的检测更为灵敏。环甲肌及甲杓肌（尤其是环甲肌）较其他喉肌更为敏感。以往 Cumhur 等研究 25 例重症肌无力患者发现，15 例伴吞咽困难症状，而 10 例无吞咽困难症状患者的吞咽相关舌骨上肌群肌电活动出现异常。笔者研究发现，喉神经重复神经刺激阳性患者中 63.3% 未出现明显的咽喉症状，症状重的患者喉肌 RNS 诊断阳性率高，波幅衰减率大。

2. 其他辅助检查　部分患者胸部 CT 检查可发现胸腺增大或胸腺瘤，全身型重症肌无力患者肌肉中抗乙酰胆碱受体的抗体检测阳性率为 85%～90%，而在其他肌无力患者中一般不易检出，因此对诊断本病有特征意义，但抗体滴度与临床症状不一致。

【诊断与鉴别诊断】

怀疑重症肌无力的患者需要神经内科、胸外科就诊，明确诊断。在典型的临床特征（波动性肌无力）的基础上，满足以下 3 项中的任意一点即可做出诊断，包括药理学检查、电生理学检查以及血清抗 AChR 等抗体检测。同时还需排除其他疾病。神经电生理学检查的诊断标准为：1Hz 或 3Hz 重复神经刺激（衰减反应）可出现阳性结果；单纤维肌电图可见颤抖增宽（超过 55μs）或阻滞数目增多。所有确诊 MG 患者需进一步完善胸腺影像学检查（纵隔 CT 检查或 MRI 检查），进行亚组分类。

重症肌无力需要与进行性肌营养不良、肌萎缩侧索硬化、线粒体肌病、甲状腺功能亢进引起的肌无力、其他原因引起的眼肌无力、兰伯特－伊顿综合征以及其他类型的神经肌肉传递障碍相鉴别。

综上所述，重症肌无力患者虽只有少部分表现出耳鼻咽喉科的临床症状，但部分患者可能已有喉部肌肉受累。因此对于原因不明的声音嘶哑、发音无力的患者，若喉神经重复神经刺激检查为阳性，应将重症肌无力作为必要的鉴别诊断。但最终需要神经内科会诊确诊。

二、病例精解

病例 15　女，32 岁，无诱因吞咽困难、讲话含糊不清 2 年，伴复视、双侧上睑下垂、四肢乏力，晨轻暮重，无呼吸困难。

【头颈部检查】

可见双侧上睑下垂、软腭抬举受限。

【频闪喉镜检查】

可见双侧声带光滑，活动正常，较松弛，发音相声门闭合有轻度缝隙。

【临床初步诊断】

1. 吞咽障碍原因待查
2. 构音障碍原因待查

3. 双侧上睑下垂原因待查

4. 重症肌无力?

【喉肌电图检查】

(1)喉针电极肌电图特征(表8-1,图8-1)

表8-1　喉针电极肌电图特征

喉肌	平静时	发音或呼吸时	运动单位电位		最大募集相电位/μV
			波幅/μV	时程/ms	
甲杓肌(左)	正常	干扰相	137	5.7	300
甲杓肌(右)	正常	干扰相	137	5.9	500
环甲肌(左)	正常	干扰相+混合相	412	5.6	500
环甲肌(右)	正常	干扰相	336	5.1	600

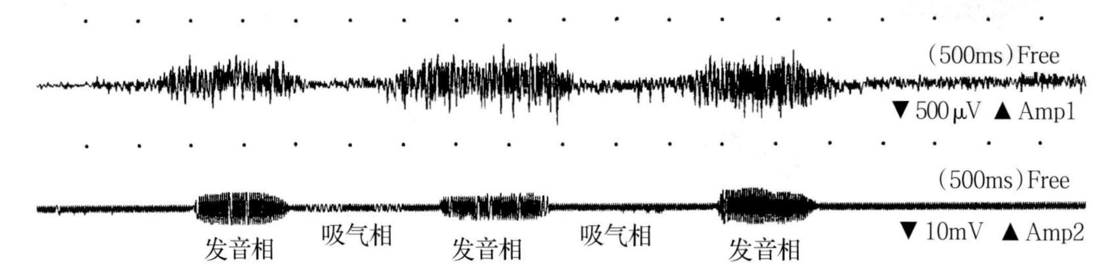

A. 左侧甲杓肌募集呈干扰相,波幅较低

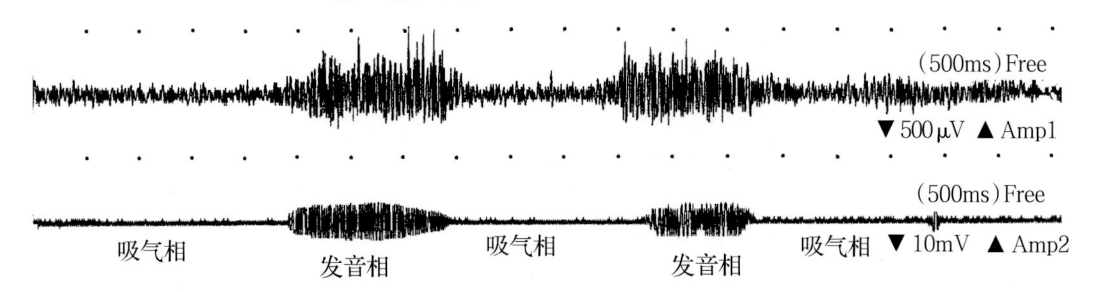

B. 右侧甲杓肌募集呈干扰相

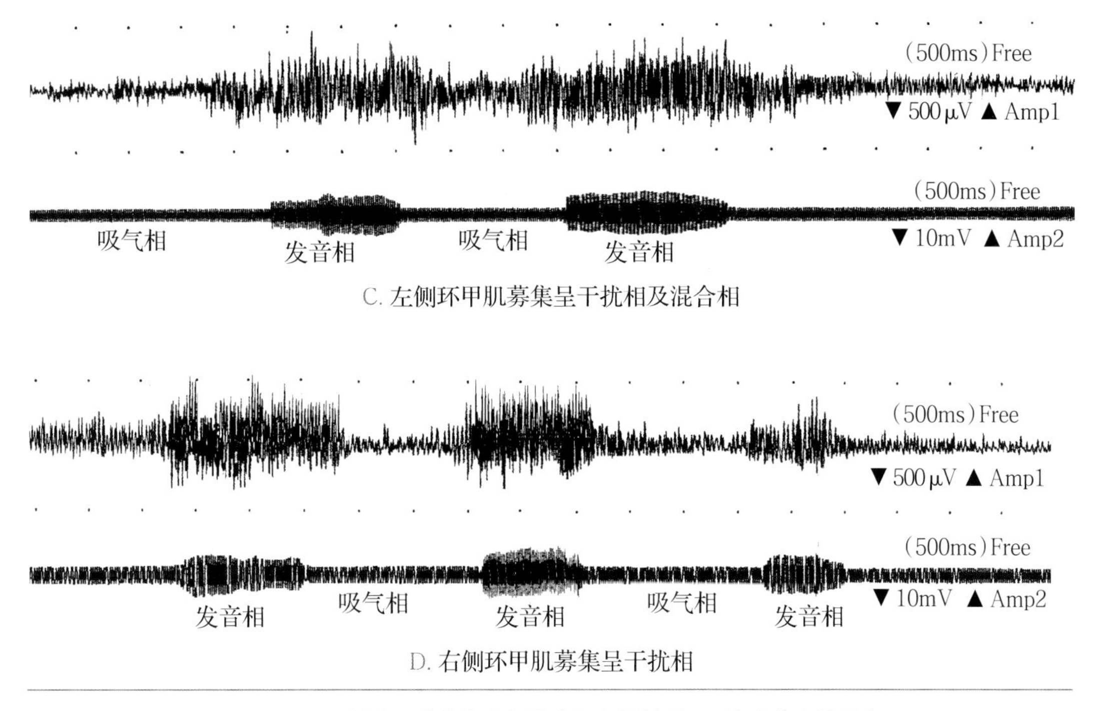

C. 左侧环甲肌募集呈干扰相及混合相

D. 右侧环甲肌募集呈干扰相

图 8-1　双侧喉肌募集相（上线为肌电图信号，下线为发音信号）

（2）喉神经诱发电位特征：刺激双侧喉返神经、喉上神经，喉肌诱发电位大致正常。

（3）喉神经重复神经刺激特征（图 8-2、图 8-3）

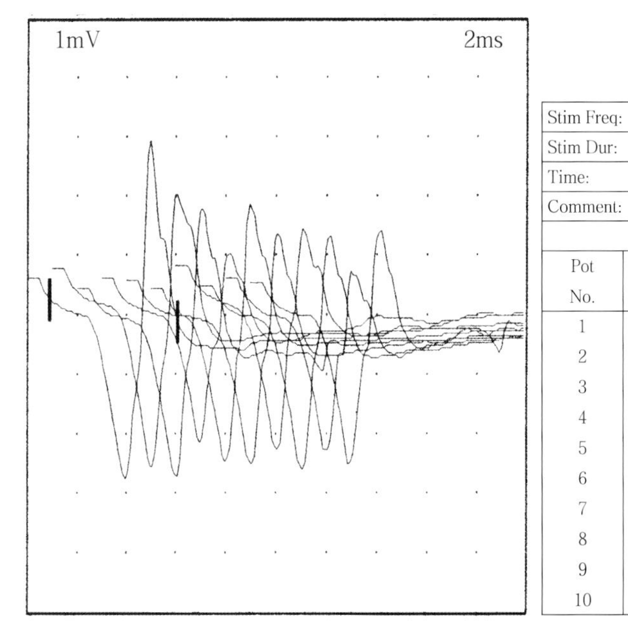

Stim Freq:	1Hz	No. in Train:	10
Stim Dur:	0.1ms	Stim Rjct:	0.5 ms
Time:	14:13:36		
Comment:			

Pot No.	Peak Amp mV	Amp. Decr%	Area mVms	Area Decr%	Stim. Level
1	2.66	0	5.26	0	14.0mA
2	1.60	40	4.87	7	14.0mA
3	1.63	39	4.40	16	14.0mA
4	0.73	73	3.20	39	14.0mA
5	1.61	39	4.12	22	14.0mA
6	1.22	54	3.85	27	14.0mA
7	0.97	64	3.79	28	14.0mA
8	1.12	58	3.84	27	14.0mA
9	0.42	84	3.23	39	14.0mA
10	1.18	56	3.80	28	14.0mA

A. 重复神经刺激左侧喉返神经，左侧甲杓肌波幅衰减率为 73%

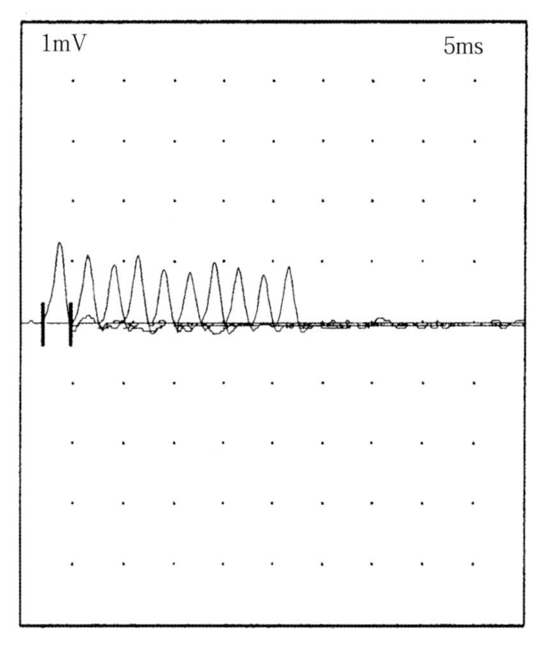

Stim Freq:	1Hz	No. in Train:	10
Stim Dur:	0.1ms	Stim Rjct:	0.5ms
Time:	13:49:11		
Comment:			

Pot No.	Peak Amp mV	Amp. Decr%	Area mVms	Area Decr%	Stim. Level
1	1.33	0	1.68	0	10.0mA
2	1.09	18	1.37	18	10.0mA
3	1.01	24	1.12	33	10.0mA
4	1.09	18	1.35	20	10.0mA
5	0.89	33	1.00	40	10.0mA
6	0.83	38	0.96	43	10.0mA
7	1.05	21	1.16	31	10.0mA
8	0.89	33	1.06	37	10.0mA
9	0.83	38	0.87	48	10.0mA
10	0.94	29	0.94	44	10.0mA

B. 重复神经刺激右侧喉返神经，右侧甲杓肌波幅衰减率为 33%

图 8-2　双侧甲杓肌重复频率刺激反应

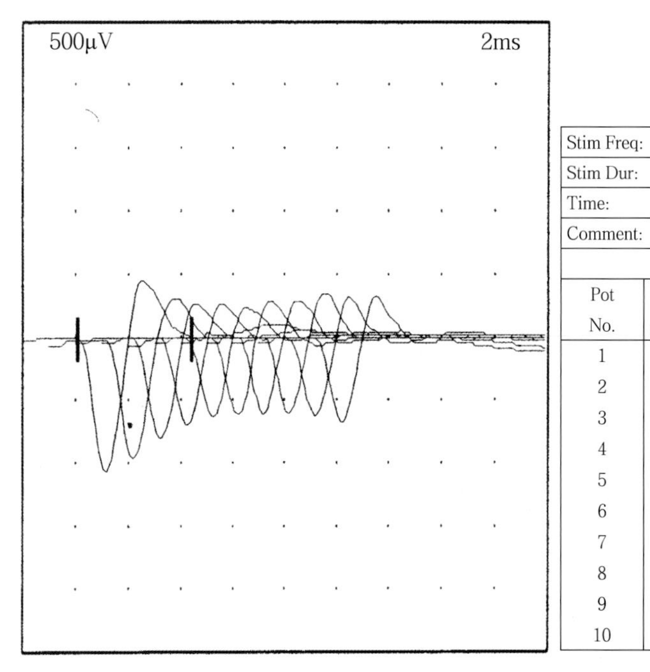

Stim Freq:	5Hz	No. in Train:	10
Stim Dur:	0.1ms	Stim Rjct:	0.5ms
Time:	14:28:05		
Comment:			

Pot No.	Peak Amp mV	Amp. Decr%	Area mVms	Area Decr%	Stim. Level
1	0.47	0	1.66	0	10.0mA
2	0.35	26	1.39	16	10.0mA
3	0.29	38	1.15	31	10.0mA
4	0.27	43	1.00	40	10.0mA
5	0.27	43	0.95	43	10.0mA
6	0.29	38	0.95	43	10.0mA
7	0.28	40	0.92	45	10.0mA
8	0.35	26	0.97	42	10.0mA
9	0.34	28	0.97	42	10.0mA
10	0.34	28	1.03	38	10.0mA

A. 重复频率刺激左侧喉上神经，左侧环甲肌波幅衰减率为 43%

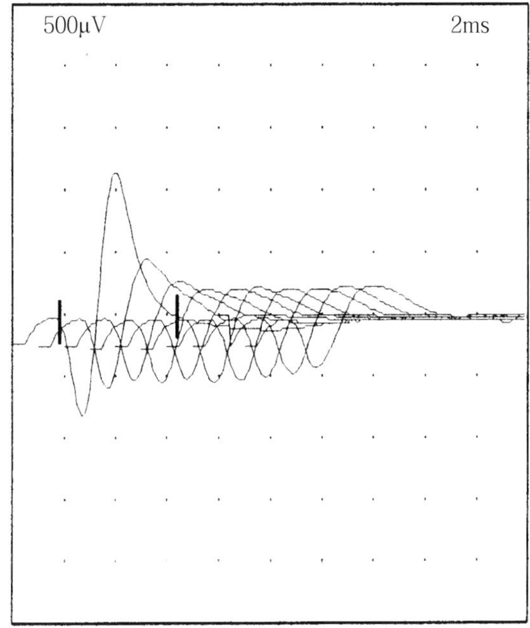

Stim Freq:	3Hz	No. in Train:	10
Stim Dur:	0.1ms	Stim Rjct:	0.5ms
Time:	14:22:17		
Comment:			

Pot No.	Peak Amp mV	Amp. Decr%	Area mVms	Area Decr%	Stim. Level
1	1.21	0	2.24	0	10.0mA
2	0.52	57	1.39	38	10.0mA
3	0.33	73	1.08	52	10.0mA
4	0.28	77	1.05	53	10.0mA
5	0.27	78	1.02	54	10.0mA
6	0.29	76	1.06	53	10.0mA
7	0.28	77	1.04	54	10.0mA
8	0.27	78	1.05	53	10.0mA
9	0.28	77	1.05	53	10.0mA
10	0.30	75	1.02	54	10.0mA

B. 重复神经刺激右侧喉上神经，右侧环甲肌波幅衰减率为 78%

图 8-3　双侧环甲肌重复神经刺激反应

（4）喉肌电图诊断：RNS 可见低频递减现象。

【其他检查】

外院神经内科就诊，新斯的明试验阳性；胸部 CT 检查发现胸腺肿物。

【病例分析】

根据患者症状，考虑重症肌无力不除外。喉肌电图及神经诱发电位检查正常，加行喉肌重复神经刺激检查，结果显示双侧甲杓肌、环甲肌波幅均有衰减，提示存在重症肌无力。患者后于神经内科就诊，新斯的明试验阳性，重症肌无力诊断明确。

【治疗与预后】

结合上述检查及治疗结果分析，患者后续在全身麻醉下行胸腔镜下胸腺增生切除术，术后症状明显缓解；口服溴新斯的明治疗半年，症状消失。

【最终诊断】

1. 重症肌无力
2. 胸腺增生
3. 吞咽障碍
4. 构音障碍
5. 双侧上睑下垂

第九章　痉挛性发声障碍 Spasmodic Dysphonia

痉挛性发声障碍(spasmodic dysphonia, SD)被认为是一种原发性、局灶性喉肌张力异常，主要由于发音时喉内肌不随意收缩或痉挛导致痉挛样发音及发音中断。诊断以主观评价为基础，依靠临床表现来判断。目前首选治疗方式仍以喉内肌注射A型肉毒毒素为主。

一、临床特征

【病因及发病机制】

痉挛性发声障碍病因不明。目前许多研究认为，本病是一种中枢运动神经系统障碍，与基底节损害或者异常有关，可能由神经肌肉接头处乙酰胆碱释放异常引起。痉挛性发声障碍可以同时合并其他肌张力异常，如眼睑痉挛，面部、躯体及四肢肌肉非随意重复运动，软腭、唇及舌部肌肉颤动等。

【临床表现】

痉挛性发声障碍最常见于30～50岁人群，女性多见，主要分为内收肌型痉挛性发声障碍、外展肌型痉挛性发声障碍及混合型痉挛性发声障碍。

1. 症状

(1)内收肌型：最常见，占80%～90%。主要由于发音时以甲杓肌为主的内收肌突发非随意收缩或痉挛引起声带的过度内收，表现为音质紧张呈痉挛样发音，伴发音中断(以元音为主)，30%患者伴有发音震颤。发音易疲劳，而当笑、咳嗽、歌唱或高调说话时痉挛样发音消失。症状较轻者偶尔会影响单字发音，严重者影响言语的连贯性。患者在紧张或情绪波动时或与陌生人面对面交流或打电话时症状会加重，而晨起或饮酒后会好转。

(2)外展肌型：较少见，由于发音时环杓后肌非随意地突发痉挛使声门开放，表现为声音低哑，发清辅音时出现气息样停顿及发音无力，严重者发音接近耳语声。

(3)混合型：兼有内收肌型及外展肌型痉挛性发声障碍的特征。

(4)其他类型:2006 年 Chitkara 等提出还存在呼吸型及歌手型痉挛性发声障碍,后者发音异常出现于歌唱时,表现为中音区声带内收肌亢进、发音停顿。

2. 体征

(1)内收肌型:发音时声带过度内收,以杓间区最为明显,可伴有震颤。

(2)外展肌型:发音时声门裂隙较宽,可伴局部震颤。

(3)部分合并其他部位的肌张力异常或震颤征象。

【喉肌电图检查】

喉肌电图作为一种客观检测手段,可以为痉挛性发声障碍诊断提供神经肌肉电生理学上的重要信息。患者的喉肌电图可以呈现高张力肌电信号及非周期性节律。Hillel 应用单纤维肌电图对正常人及痉挛性发声障碍患者肌电特点进行分析,发现在连续言语过程中,甲杓肌持续活跃,因此患者容易出现发声疲劳。笔者研究发现,内收肌型痉挛性发声障碍患者甲杓肌募集呈密集束状放电的干扰相,最大募集相电位波幅明显增大(平均为 3 090μV,最高达 5 000μV),是正常对照组的 2～4 倍,差异显著;甲杓肌运动单位电位波幅也明显增加。喉神经诱发电位检查发现,喉返神经内收支(甲杓肌)诱发电位波幅增加明显,平均为 10.3mV,最大达 26.3mV。因此,笔者提出甲杓肌最大募集相电位波幅及诱发电位波幅增加可以作为内收肌型痉挛性发声障碍喉肌电图诊断的特征性指标。此外,行肉毒毒素注射后患者肌肉出现失神经电位特征也是治疗有效的客观指标。

【诊断与鉴别诊断】

痉挛性发声障碍的诊断目前以主观评估为基础,依靠临床表现来判断。通过研究笔者提出,痉挛性发声障碍在临床特征的基础上可以结合患者喉肌电图特征进行诊断及疗效评定。

痉挛性发声障碍还可以伴有舌、软腭、面、躯体、四肢等部位的痉挛及震颤,因此在诊断中还需要神经内科医师及精神科医师进行会诊、评估,排除特发性震颤、帕金森病等其他神经系统疾病及心理因素的影响。特发性震颤表现为非随意、有节律的震颤,可以累及咽部肌肉及带状肌。功能性发声障碍包括肌紧张性发声障碍等也可引起发音紧张或中断，但这类患者喉结构、功能及肌电图检查均正常，且通过发音训练症状会明显改善，而痉挛性发声障碍患者发音训练治疗的效果不佳。

【治疗及预后】

痉挛性发声障碍目前公认的首选治疗方式仍为喉内肌注射 A 型肉毒毒素。A 型肉毒毒素喉肌注射后可以抑制乙酰胆碱自运动突触前裂隙释放，使喉肌暂时性弛缓性麻痹，通过这种化学去神经作用使症状得以缓解。有学者认为肉毒毒素注射后，中枢突触传递也被部分阻滞，皮质的感觉输入减少；同时皮质延髓下行至脑干处运动神经元群的冲动也会减少，因而可以同时改善未注射部位肌肉肌张力的异常。

喉内肌 A 型肉毒毒素注射主要在肌电图监视下应用特制的注射针电极经颈部进行（图 3-12）。注射针的另一端连接于肌电图仪，可以同时观察记录肌肉的活性。内收肌型痉挛性发声障碍注射时经环甲膜进路，在肌电图监视下嘱患者发 /i/ 音或屏气，将肉毒毒素注入甲杓肌或环杓侧肌，募集相最为活跃处为最佳的注射位置。外展肌型注射时注射针经环甲膜穿过环状软骨板至环杓后肌，在肌电图监视下嘱患者深吸气，确定肌肉的最佳注射位置。喉肌电图监控下进行喉内肌注射肉毒毒素的优势在于，能够以肌张力异常的运动单位为目标，使注射局限于运动终板，还可降低药物扩散至邻近肌肉引起的副作用。

肉毒毒素注射后局部肌肉会出现不同程度的麻痹，因此痉挛性发声障碍患者在症状改善的同时会出现声音嘶哑、气息声及发音无力，吞咽不适或饮水呛咳等副作用。声音嘶哑及气息声的出现也是治疗有效及疗效持续的标志。对于痉挛性发声障碍，肉毒毒素首次注射可以选择单侧小剂量、双侧小剂量或单侧交替大剂量等不同方案，一次注射总量不能超过 10U。之后需要根据疗效调整注射剂量及侧别，使治疗效果最大化及副作用最小化。肉毒毒素注射后 12～24h 症状开始改善，笔者研究发现最短起效时间为 6h。注射后 2 周药效作用最明显，肉毒毒素注射疗效一般维持约 3～4 个月，通常需要重复注射。伴有发音震颤者及外展肌型疗效不佳。

肉毒毒素注射的疗效要根据症状改善程度、副作用及其持续时间进行综合判定。

笔者提出应根据首次肉毒毒素注射后症状改善程度及喉肌电图表现综合判断疗效，确定再次注射的方案及时机。对于症状复发者，若患者喉肌电图提示失神经支配表现未完全恢复，则不建议立即再次注射，以避免再次注射对作用肌肉造成不可逆的损伤，特别是对于专业用嗓者应更为慎重。

二、病例精解

病例 16 男，36 岁，无诱因发音费力 3 年伴发音震颤，进行性加重，心情紧张时症状加重，未到神经内科、心理科就诊。

【体格检查】

可见伸舌细颤，软腭无震颤，头颈部及四肢无震颤。

【频闪喉镜检查】

可见双侧声带形态正常，运动正常，发音相声门上双侧室带轻度内收，声门闭合完全，发音相杓区挤压（图 9-1）。

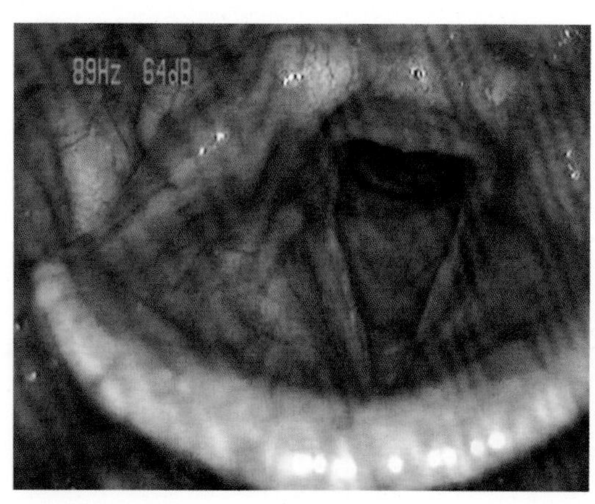

A. 吸气相

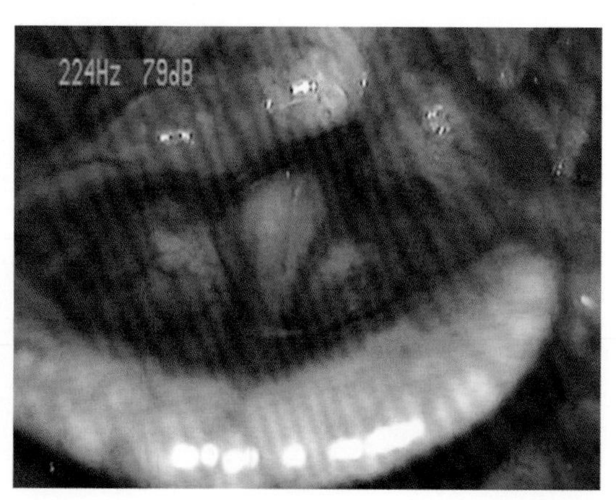

B. 发音相

图 9-1 频闪喉镜下表现

【临床初步诊断】

发音费力、发音震颤待查

【喉肌电图检查】

（1）喉针电极肌电图特征（表 9-1，图 9-2）

表 9-1　喉针电极肌电图特征

喉肌	平静时	发音或呼吸时	运动单位电位		最大募集相电位 /μV
			波幅 /μV	时程 /ms	
甲杓肌（左）	正常	干扰相，募集亢进	176	3.6	2 000
甲杓肌（右）	正常	干扰相，募集亢进	175	3.8	1 500
环甲肌（左）	正常	干扰相	122	3.8	1 500
环甲肌（右）	正常	干扰相	160	3.7	1 300
环杓后肌（左）	正常	干扰相	173	3.8	1 500
环杓后肌（右）	正常	干扰相	171	3.6	1 400

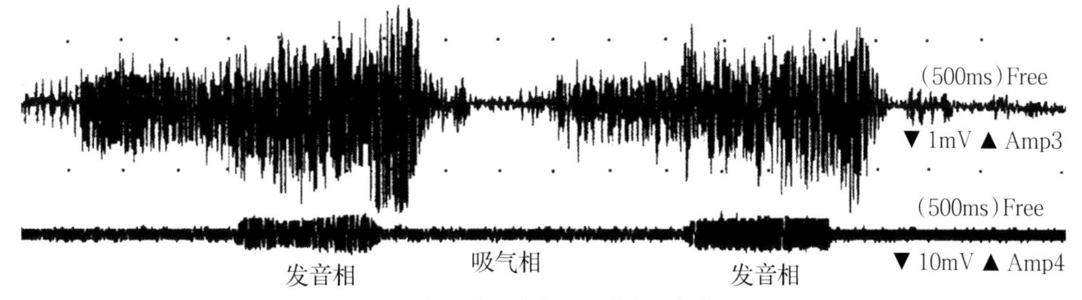

A. 左侧甲杓肌募集呈干扰相（亢进）

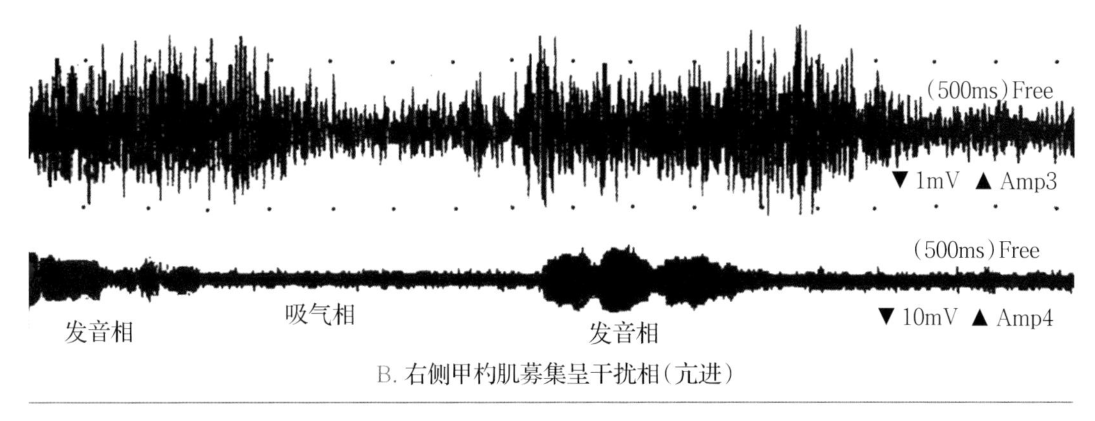

B. 右侧甲杓肌募集呈干扰相（亢进）

图 9-2　喉肌募集相（上线为肌电图信号，下线为发音信号）

（2）喉神经诱发电位特征：刺激双侧喉返神经，双侧甲杓肌诱发电位波幅明显增大（LTA：15.0mV，RTA：14.6mV），双侧环杓后肌诱发电位正常；刺激双侧喉上神经，双侧环甲肌诱发电位正常。

【病例分析】

患者症状典型、发音费力明显，频闪喉镜下发音相杓区挤压明显，喉肌电图检查结果提示双侧甲杓肌募集亢进且诱发电位波幅明显增大，符合痉挛性发声障碍。患者同时伴有发音震颤，请神经内科会诊，排除全身神经肌肉病变及特发性震颤。

【最终诊断】

1. 痉挛性发声障碍（内收肌型）

2. 发音震颤

【治疗】

患者确诊后，在喉肌电图监视下经颈部应用注射针电极双侧甲杓肌注射肉毒毒素，左侧 4.8U/0.1mL，右侧 4U/0.1mL。

【复查】

1. 注射后 2 周第一次复查

（1）注射 1 天后发音呈耳语声，伴饮水呛咳，震颤消失。

（2）频闪喉镜检查：可见双侧声带运动不良、内收受限，左侧明显。发音相声门闭合可见裂隙，声门上挤压（图 9-3）。

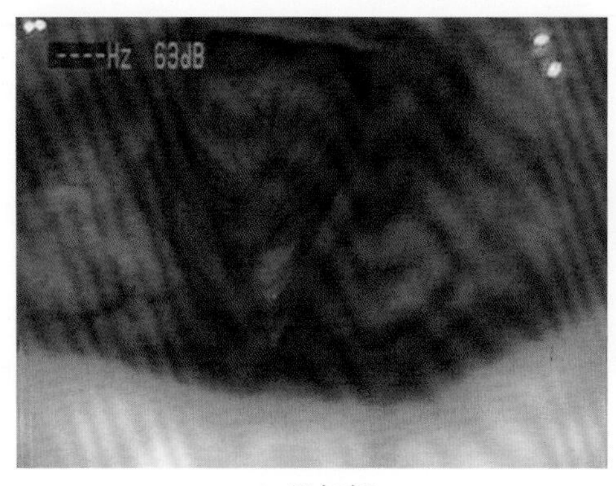

A. 吸气相

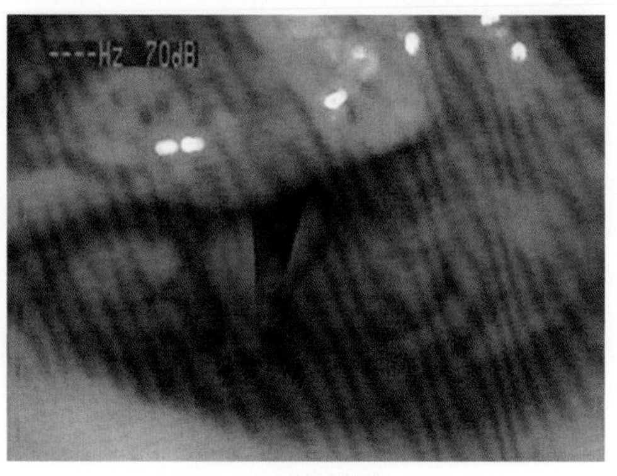

B. 发音相

图 9-3　频闪喉镜下表现

（3）喉肌电图检查

1）喉针电极肌电图特征（表9-2，图9-4）

表9-2 喉针电极肌电图特征

喉肌	平静时	发音或呼吸时	运动单位电位		最大募集相电位/μV
			波幅/μV	时程/ms	
甲杓肌（左）	纤颤电位	干扰相+混合相	56	2.6	300
甲杓肌（右）	纤颤电位，少许正锐波	干扰相+混合相	81	2.7	500

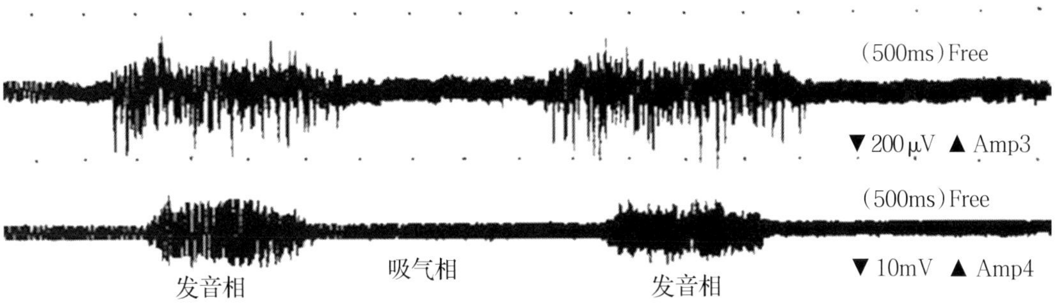

(500ms) Free
▼200μV ▲Amp3
(500ms) Free
▼10mV ▲Amp4
发音相 吸气相 发音相

A. 左侧甲杓肌募集呈干扰相及混合相，波幅减低明显

(500ms) Free
▼500μV ▲Amp3
(500ms) Free
▼2mV ▲Amp3
发音相 吸气相 发音相

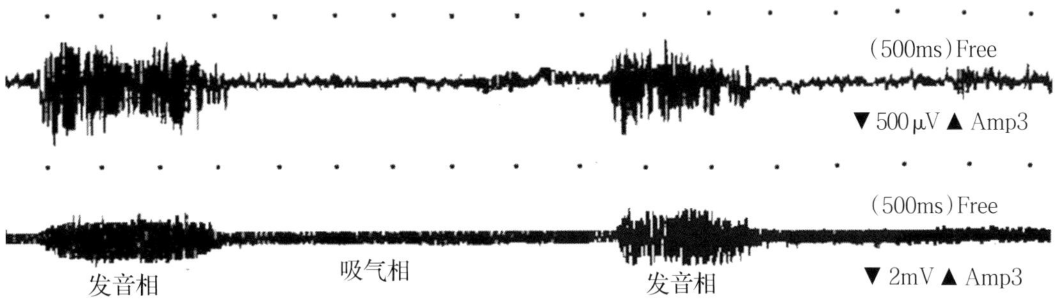

B. 右侧甲杓肌募集呈干扰相及混合相，波幅减低明显

图9-4 喉肌募集相（上线为肌电图信号，下线为发音信号）

2）喉神经诱发电位特征：刺激双侧喉返神经，双侧甲杓肌诱发电位潜伏期延长、波幅明显减小。

2. 注射后2个月第二次复查

（1）术后1个月起声渐改善、发音困难改善，近半月近正常，无发音震颤。

（2）频闪喉镜检查：可见双侧声带活动正常，声门闭合完全，黏膜波正常，发音相声门上挤压（图 9-5）。

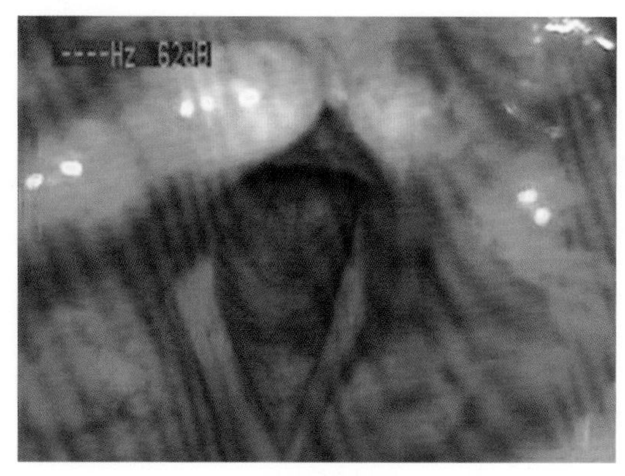

A. 吸气相

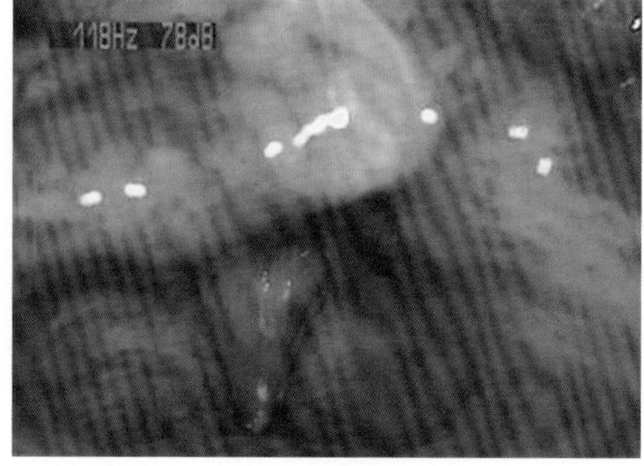

B. 发音相

图 9-5　频闪喉镜下表现

（3）喉肌电图检查

1）喉针电极肌电图特征（表 9-3，图 9-6）

表 9-3　喉针电极肌电图特征

喉肌	平静时	发音或呼吸时	运动单位电位		最大募集相电位 /μV
			波幅 /μV	时程 /ms	
甲杓肌（左）	肌电弱，少许再生电位	干扰相	148	3.6	300
甲杓肌（右）	正常	干扰相	193	3.5	700

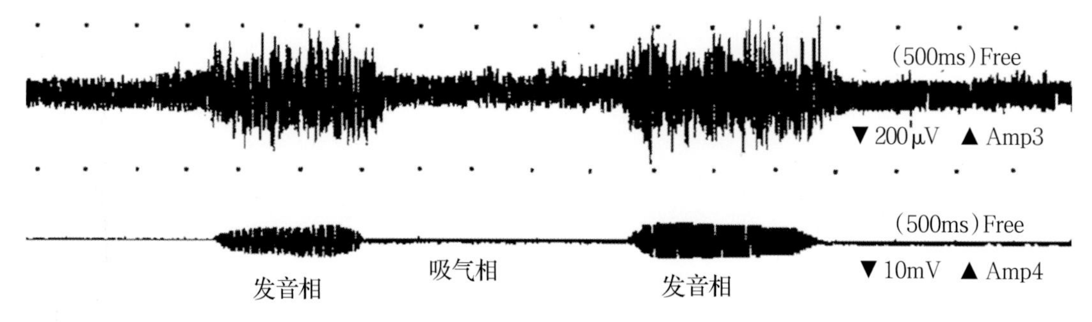

A. 左侧甲杓肌募集呈干扰相，波幅减低

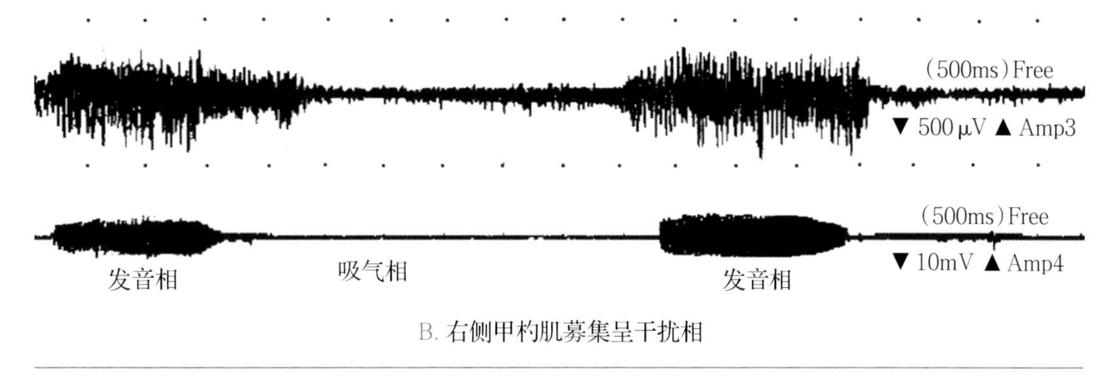

B. 右侧甲杓肌募集呈干扰相

图 9-6　喉肌募集相(上线为肌电图信号,下线为发音信号)

2)喉神经诱发电位特征:刺激双侧喉返神经,双侧甲杓肌诱发电位大致正常。

3. 注射后 6 个月第三次复查

(1)患者近半月发音费力再次加重。

(2)频闪喉镜检查:可见双侧声带活动正常,声门闭合完全,黏膜波正常,发音相声门上挤压(图 9-7)。

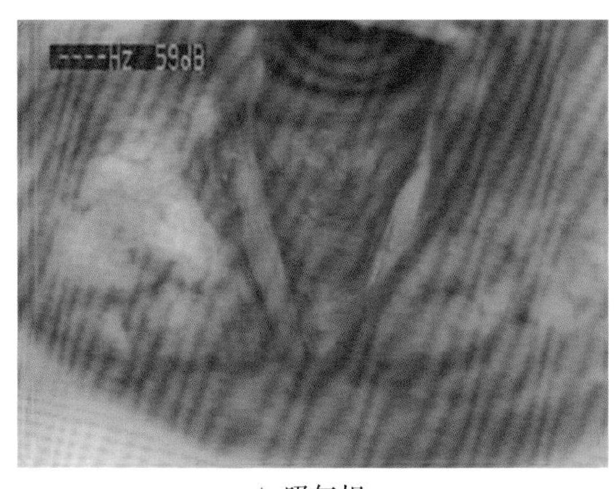

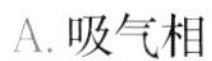

A. 吸气相

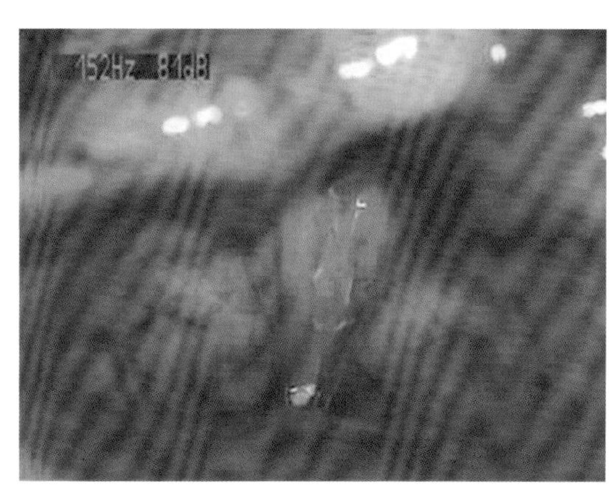

B. 发音相

图 9-7　频闪喉镜下表现

(3)喉肌电图检查

1)喉针电极肌电图特征(表 9-4,图 9-8)

表 9-4　喉针电极肌电图特征

喉肌	平静时	发音或呼吸时	运动单位电位		最大募集相电位 /μV
			波幅 /μV	时程 /ms	
甲杓肌（左）	正常	干扰相	187	3.5	600
甲杓肌（右）	正常	干扰相，募集亢进	117	3.6	1 500

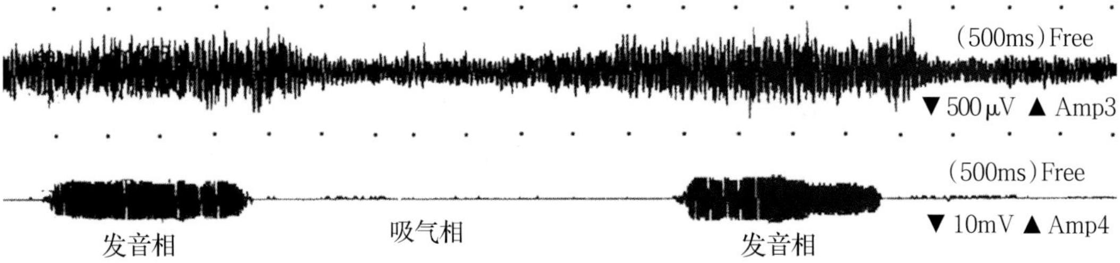

（500ms）Free
▼ 500 μV ▲ Amp3
（500ms）Free
▼ 10mV ▲ Amp4
发音相
吸气相
发音相

A. 左侧甲杓肌募集呈干扰相

（500ms）Free
▼ 1mV ▲ Amp3
（500ms）Free
▼ 10mV ▲ Amp4
发音相
吸气相
发音相

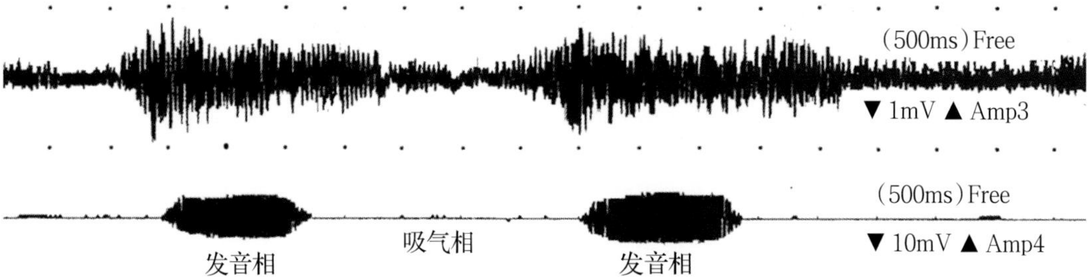

B. 右侧甲杓肌募集呈干扰相，募集亢进

图 9-8　喉肌募集相（上线为肌电图信号，下线为发音信号）

2）喉神经诱发电位特征：刺激双侧喉返神经，双侧甲杓肌诱发电位正常。

第十章　功能性发声障碍 Functional Dysphonia

一、临床特征

功能性发声障碍(functional dysphonia)包括发音疲劳、肌紧张性发声障碍、功能性失声、室带发音等。患者喉部生理结构正常,由于多种因素刺激或诱发下发音方式或发音行为异常,表现为声音嘶哑甚至完全失声,常发生于精神创伤或情绪激动后,也可以继发于喉部器质性病变。过度控制用嗓也会继发功能性发声障碍。功能性发声障碍患者主要依据病史、症状及体征进行诊断,必要时需要神经内科及肌电图检查排除神经肌肉器质性病变。功能性发声障碍治疗方式包括发音训练及心理治疗。笔者团队近期的颈部表面肌电图研究显示,功能性发声障碍患者肌张力较正常人明显增高,双侧肌力对称性存在差异,部分患者存在发音前肌肉提前募集及发音后肌肉持续紧张,存在喉肌肌力不平衡。精神因素可能为功能性发声障碍患者的影响因素,因此心理科会诊有助于诊断及治疗。

二、病例精解

病例 17　男,42 岁,无诱因发音费力、声音嘶哑半年,症状进行性加重。饮酒后可改善,笑时发音正常。患者无明显震颤及发音中断。曾于神经内科就诊,排除神经肌肉病变,行心理评估结果为“轻度抑郁”,未进一步治疗。

【体格检查】

伸舌无震颤,头部、软腭及四肢无震颤。

【嗓音功能评估】

主观听感知评估结果为 $G_1R_1B_0A_0S_1$。VHI 为 55。

【频闪喉镜检查】

可见双侧声带光滑,活动正常,发音相构间挤压,喉部震颤,声门闭合完全,声带黏膜波正常(图 10-1)。

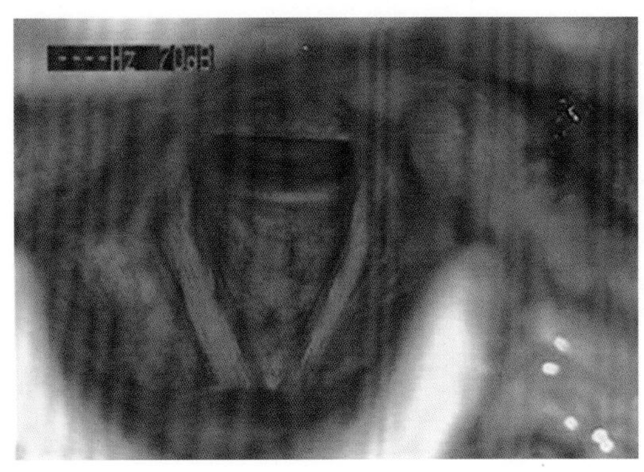
A. 吸气相

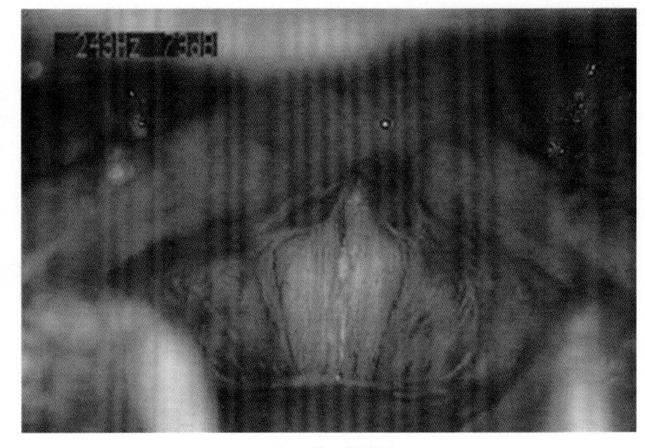
B. 发音相

图 10-1 频闪喉镜下表现

【临床初步诊断】

1. 发音费力、声音嘶哑待查

2. 功能性发声障碍?

【喉肌电图检查】

(1)喉针电极肌电图特征(表 10-1,图 10-2)

表 10-1 喉针电极肌电图特征

喉肌	平静时	发音或呼吸时	运动单位电位		最大募集相电位 /μV
			波幅 /μV	时程 /ms	
甲杓肌(左)	正常	干扰相	120	3.6	400
甲杓肌(右)	正常	干扰相	112	3.7	350
环杓后肌(左)	正常	干扰相	185	3.9	900
环杓后肌(右)	正常	干扰相	171	4.0	1 800
环甲肌(左)	正常	干扰相	132	3.9	900
环甲肌(右)	正常	干扰相	118	3.8	800

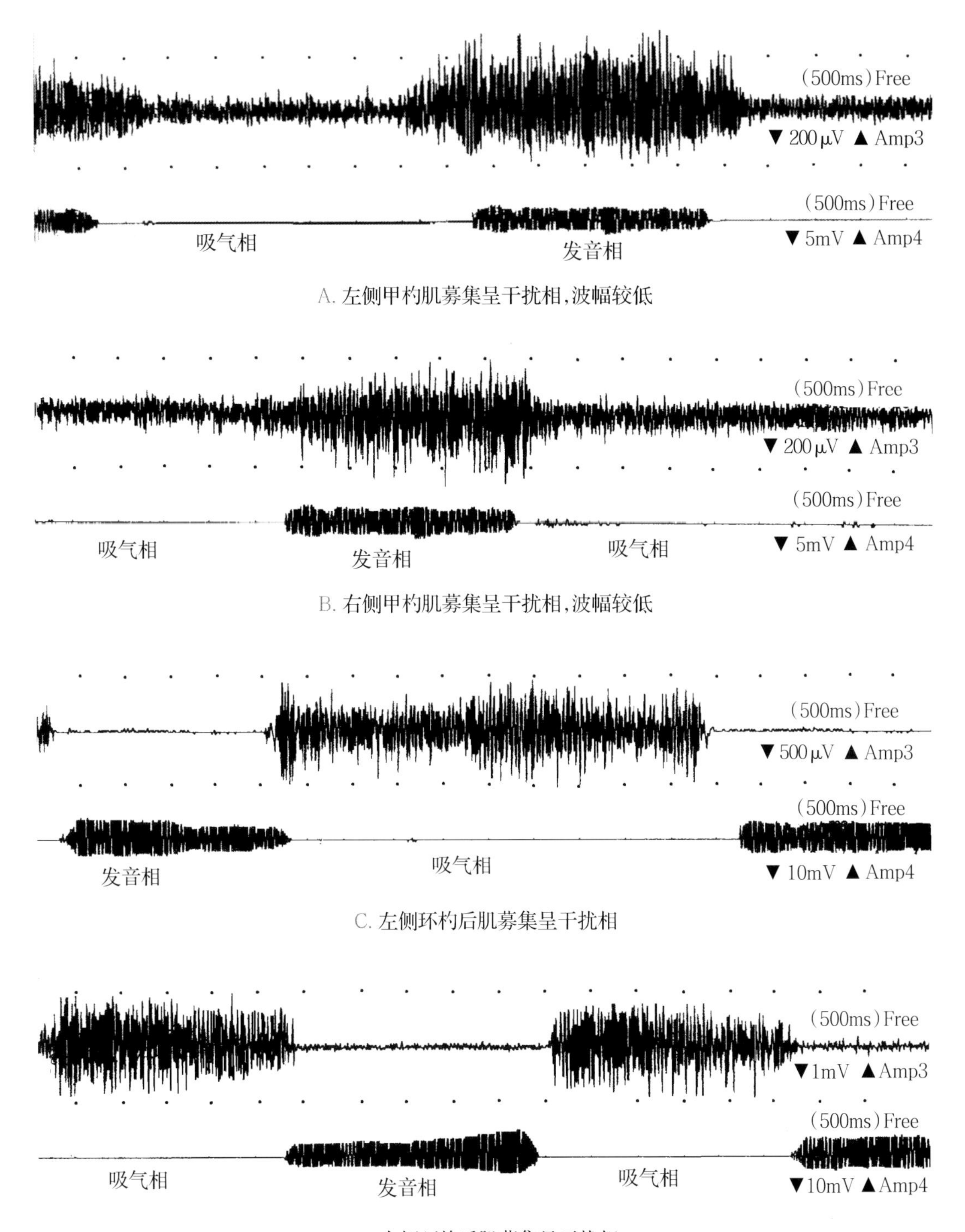

A. 左侧甲杓肌募集呈干扰相，波幅较低

B. 右侧甲杓肌募集呈干扰相，波幅较低

C. 左侧环杓后肌募集呈干扰相

D. 右侧环杓后肌募集呈干扰相

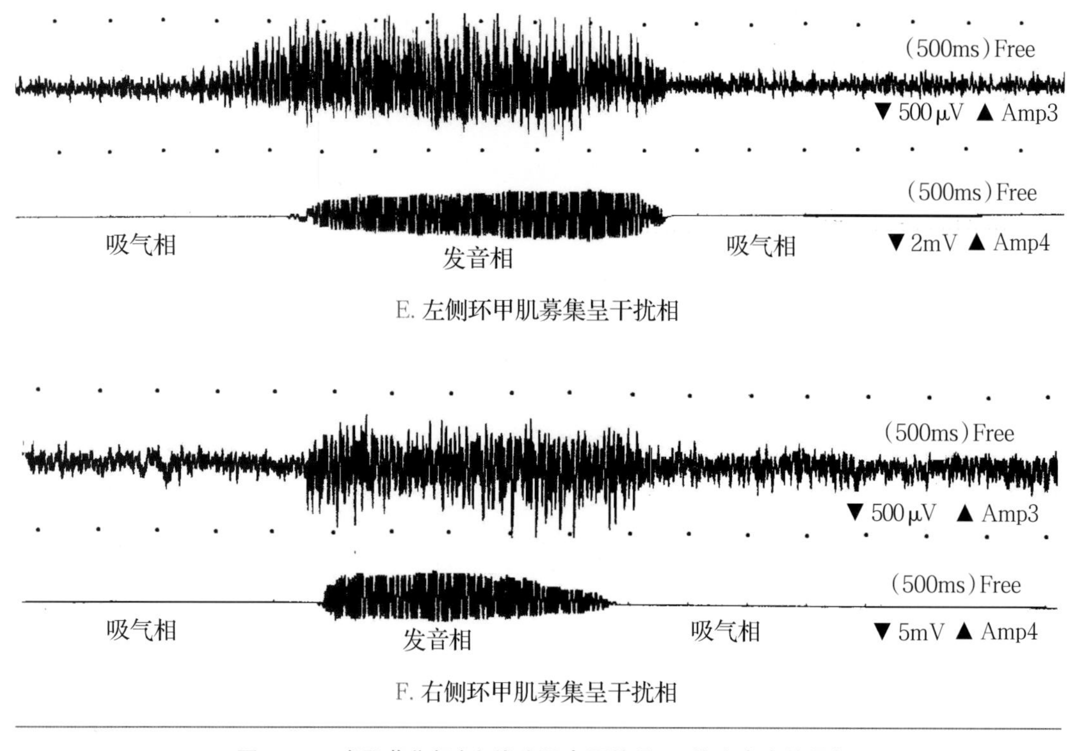

图 10-2 喉肌募集相(上线为肌电图信号,下线为发音信号)

(2)喉神经诱发电位特征:刺激双侧喉返神经、喉上神经,双侧甲杓肌、环杓后肌、环甲肌诱发电位正常。

(3)喉肌电图诊断:双侧喉返神经、喉上神经功能正常。

【病例分析】

患者有发音费力、声嘶症状,喉部检查及神经内科就诊排除器质性病变,喉肌电图检查未见异常,考虑为功能性发声障碍。患者神经内科行心理评估为“轻度抑郁”且VHI 评分较高,建议进一步发音训练同时心理科进一步评估、治疗。

【最终诊断】

1. 功能性发声障碍
2. 轻度抑郁

病例 18　男，26 岁，上呼吸道感染后持续声音嘶哑 2 年，伴发音费力及发音痛，无发音震颤及中断；近 2 个月控制用声。否认抑郁症、焦虑症病史。

【嗓音主观评估】

讲话时近耳语，咳嗽时发音正常 $G_0R_0B_0A_0S_0$，VHI 为 89。

【体格检查】

可见发音时颈前肌肉紧张。

【频闪喉镜检查】

可见双侧声带光滑，活动正常，发音相声门上双侧室带、杓间挤压明显，黏膜波无法引出（图 10-3）。

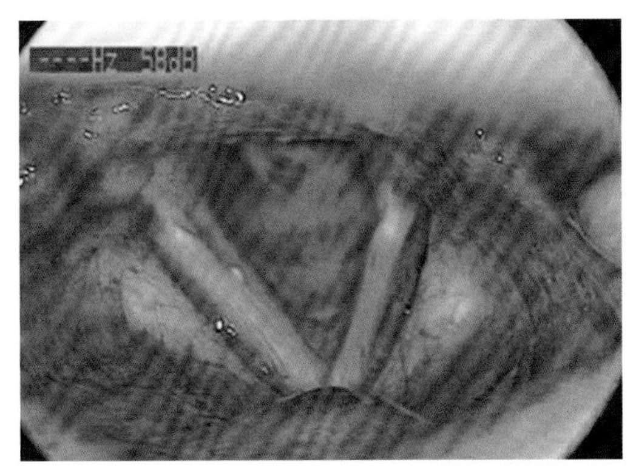

A. 吸气相

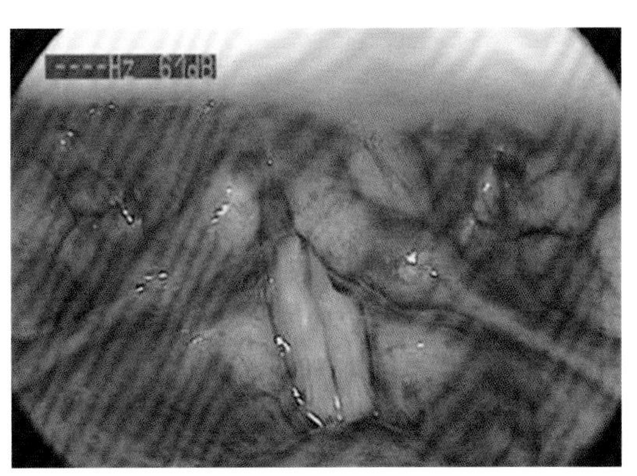

B. 发音相

图 10-3　频闪喉镜下表现

【临床初步诊断】

失声待查（功能性？）

【喉肌电图检查】

（1）喉针电极肌电图特征（表 10-2，图 10-4）

表 10-2　喉针电极肌电图特征

喉肌	平静时	发音或呼吸时	运动单位电位		最大募集相电位 /μV
			波幅 /μV	时程 /ms	
甲杓肌（左）	正常	干扰相，发音前可见募集	121	4.0	800
甲杓肌（右）	正常	干扰相，发音前可见募集	126	3.9	1 100
环杓后肌（左）	正常	干扰相	254	4.0	1 200
环杓后肌（右）	正常	干扰相	331	3.9	1 200
环甲肌（左）	正常	干扰相，发音前可见募集	101	3.6	1 300
环甲肌（右）	正常	干扰相，发音前可见募集	97	3.8	1 000

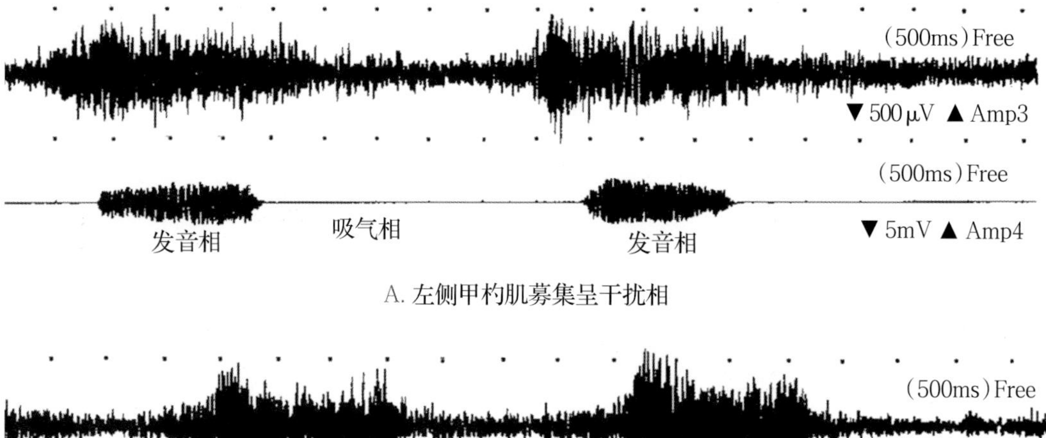

A. 左侧甲杓肌募集呈干扰相

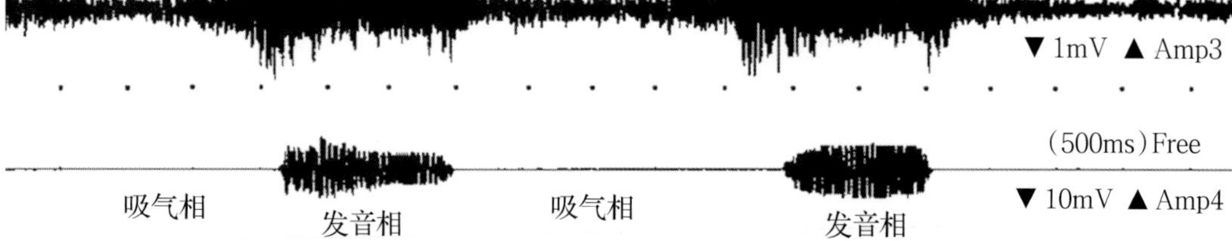

B. 右侧甲杓肌募集呈干扰相

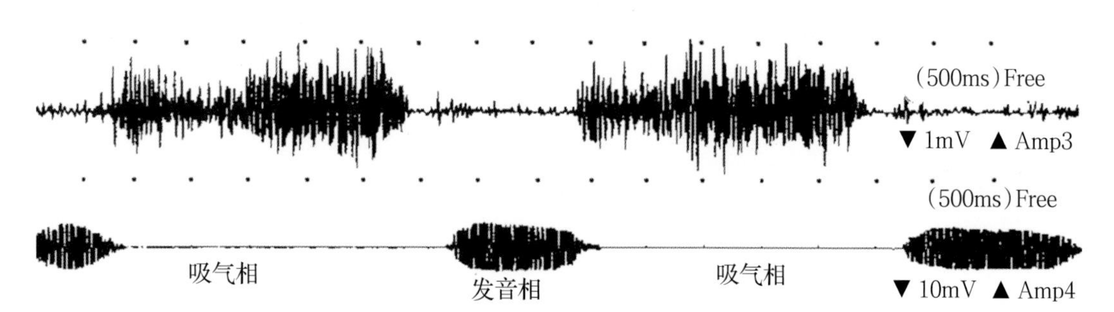

C. 左侧环杓后肌募集呈干扰相

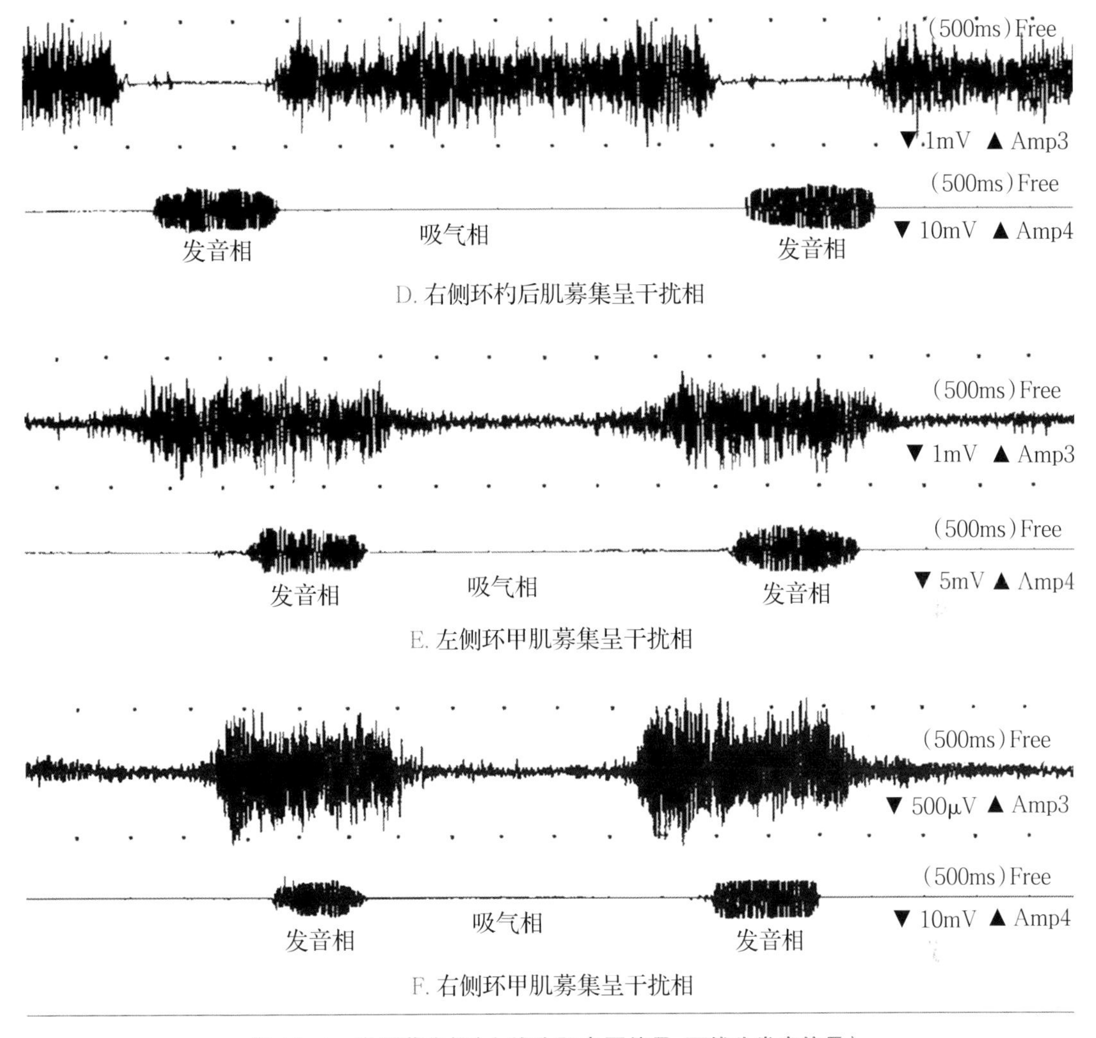

图 10-4 喉肌募集相（上线为肌电图信号，下线为发音信号）

（2）喉神经诱发电位特征：刺激双侧喉返神经、喉上神经，双侧甲杓肌、环杓后肌、环甲肌诱发电位正常。

（3）喉肌电图诊断：双侧喉返神经、喉上神经功能正常，在发音前后喉肌处于持续紧张状态。

【病例分析】

患者发音耳语样，咳嗽时发音正常，喉镜检查喉部未见明显器质性病变，尝试进行短暂诱导发音治疗后，患者嘶哑即刻改善明显。初步考虑为功能性发声障碍。

【治疗】

1. 发音障碍病史较长，建议患者进一步神经内科就诊，排除神经肌肉病变；心理科就诊排除心理因素导致的发音异常。

2. 由于患者有控制用声史，喉肌电图显示在发音前后喉肌处于持续紧张状态。建议患者恢复正常用声，并进行嗓音康复训练巩固疗效；同时 VHI 评分较高，建议心理科进行相应心理疏导辅助治疗。

【最终诊断】

1. 功能性发声障碍

2. 控制用声后

参考文献 Reference

[1] 常婷 . 中国重症肌无力诊断和治疗指南(2020 版). 中国神经免疫学和神经病学杂志,2021,28(1):1-12.

[2] 陈世彩,郑宏良,周水淼,等 . 甲状腺手术喉返神经损伤规律及治疗的探讨 . 中华耳鼻咽喉科杂志,2004(4):26-30.

[3] 程丽宇,徐文,李赟,等 . 声带麻痹与环杓关节脱位临床特征分析 . 听力学及言语疾病杂志,2015,23(4):367-371.

[4] 崔毅,沈立平,刘莹 . 喉肌电图与喉肌诱发电位对甲状腺手术所致声带麻痹的评价 . 临床神经电生理学杂志,2004,13(4):210-212.

[5] 崔毅,郑宏良,邓本强,等 . 重建声带内收功能的肌电图研究 . 临床脑电学杂志,1996(2):109-110.

[6] 崔毅,郑宏良,吕如锋,等 . 喉外肌与喉内肌同步肌电图对比研究 . 临床脑电学杂志,2000(1):7-9.

[7] 党静霞 . 肌电图诊断与临床应用 . 2 版 . 北京:人民卫生出版社,2013.

[8] 丁文龙,刘学政 . 系统解剖学 . 9 版 . 北京:人民卫生出版社,2018.

[9] 高秀来 . 系统解剖学 . 3 版 . 北京:北京大学医学出版社,2013.

[10] 高志强,张宝泉,张连山,等 . A 型肉毒素甲杓肌注射治疗喉痉挛性构音障碍二例 . 中华耳鼻咽喉科杂志,1999,34(01):56.

[11] 管宇宙 . 肌电图规范化检测和临床应用共识修订版 . 中华神经科杂志,2015,48(11):950-964.

[12] 韩德民,SATALOFF R T,徐文 . 嗓音医学 . 2 版 . 北京:人民卫生出版社,2017.

[13] 侯丽珍,韩德民,徐文,等 . 喉返神经麻痹的肌电特点及相关研究 . 临床耳鼻咽喉头颈外科杂志,2007,21(15):673-678.

[14] 侯丽珍,徐文,韩德民,等 . 正常喉诱发电位特点的研究 . 中华耳鼻咽喉头颈外科杂志,2007,42(03):207-210.

[15] 李柱一 . 中国重症肌无力诊断和治疗指南 2015. 中华神经科杂志,2015,48:934-940.

[16] 卢祖能,曾庆杏,李承曼,等 . 实用肌电图学 . 北京:人民卫生出版社,2000.

[17] 牟连才,杨式麟 . 喉内肌肌电图实验研究(对环甲肌和环杓后肌功能探讨). 中华耳鼻咽喉科杂志,1982,17(1):21-23.

[18] 屈季宁,杨强,周涛,等 . 声门闭合不全的喉肌电图和声门形态变化 . 听力学及言语疾病杂志,2002,10(1):14-15.

[19] 田振明,邢华雄 . 喉肌电图的检查方法及临床应用 . 中华耳鼻咽喉科杂志,1982,17(1):24-27.

[20] 田振明,邢华雄,何招首,等 . 喉反射的电检查法及其临床应用 . 中华耳鼻咽喉科杂志,1986,21(03):222-224.

[21] 田振明,邢华雄,何招首,等 . 喉神经肌肉的电检查法及电子计算机的初步应用 . 中华耳鼻咽喉科杂志,1984,19(2):73-76,125.

[22] 王鹏万,宋慧敏,穆美云,等 . 环杓关节活动和活动环杓关节 . 中华耳鼻咽喉科杂志,1966,12

(1):39-42.
[23] 徐文. 儿童声带麻痹诊断与治疗. 中华耳鼻咽喉头颈外科杂志,2013,48(08):701-704.
[24] 徐文. 痉挛性发声障碍的治疗. 听力学及言语疾病杂志,2012,20(6):518-520.
[25] 徐文. 频闪喉镜临床应用——咽喉疾病视频图谱. 北京:人民卫生出版社,2017.
[26] 徐文,赵功伟,胡慧英,等. 喉返神经损伤后喉肌病生理研究. 临床耳鼻咽喉头颈外科杂志,2009,23(09):403-406.
[27] 徐文,韩德民,侯丽珍,等. 痉挛性发声障碍诊断及治疗的研究. 中华耳鼻咽喉头颈外科杂志,2005,40(04):253-257.
[28] 徐文,韩德民,侯丽珍,等. 声带运动不良的喉肌电图特征. 中华耳鼻咽喉头颈外科杂志,2006,41(09):653-656.
[29] 杨式麟. 肌电检查声带麻痹 220 例分析. 临床耳鼻咽喉科杂志,1989(4):206-207.
[30] 杨式麟. 嗓音医学基础与临床. 沈阳:辽宁科学技术出版社,2001.
[31] 杨式麟,牟连才. 喉神经麻痹与声带位机制的探讨. 中华耳鼻咽喉科杂志,1987,22(5):285-287,304.
[32] ADOUR K K,SCHNEIDER G D,HILSINGER R L Jr. Acute superior laryngeal nerve palsy:analysis of 78 cases. Otolaryngol Head Neck Surg,1980,88(4):418-424.
[33] ANDREATTA R D,MANN E A,POLETTO C J,et al. Mucosal afferents mediate laryngeal adductor responses in the cat. J Appl Physiol,2002,93(5):1622-1629.
[34] APFELBAUM R I,KRISKOVICH M D,HALLER J R. On the incidence,cause,and prevention of recurrent laryngeal nerve palsies during anterior cervical spine surgery. Spine,2000,25(22):2906-2912.
[35] BERNARD F,ZEMMOURA I,COTTIER J P,et al. The interperiosteodural concept applied to the jugular foramen and its compartmentalization. J Neurosurg,2018,129(3):770-778.
[36] BEUTLER W J,SWEENEY C A,CONNOLLY P J. Recurrent laryngeal nerve injury with anterior cervical spine surgery risk with laterality of surgical approach. Spine,2001,26(12):1337-1342.
[37] BLITZER A,BRIN M F. Use of botulinum toxin for diagnosis and management of cricopharyngeal achalasia. Otolaryngol Head Neck Surg,1997,116(3):328-330.
[38] BLITZER A,BRIN M F,FAHN S,et al. Clinical and laboratory characteristics of focal laryngeal dystonia:a study of 110 cases. Laryngoscope,1988,98(6 Pt 1):636-640.
[39] BLITZER A,BRIN M F,STEWART C F. Botulinum toxin management of spasmodic dysphonia (laryngeal dystonia):a 12-year experience in more than 900 patients. Laryngoscope,1998,108(10):1435-1441.
[40] CHOU F F,SU C Y,JENG S F,et al. Neurorrhaphy of the recurrent laryngeal nerve. J Am Coll Surg,2003,197(1):52-57.
[41] COLLAZO-CLAVELL M L,GHARIB H,MARAGOS N E. Relationship between vocal cord paralysis and benign thyroid disease. Head Neck,1995,17(1):24-30.
[42] CRUMLEY R L. Laryngeal synkinesis revisited. Ann Otol Rhinol Laryngol,2000,109(4):365-

371.
[43] CRUMLEY R L. Laryngeal synkinesis: its significance to the laryngologist. Ann Otol Rhinol Laryngol, 1989, 98(2): 87-92.
[44] DAUBE J R. AAEM minimonograph #11: Needle examination in clinical electromyography. Muscle Nerve, 1991, 14(8): 685-700.
[45] DAUBE J R, RUBIN D I. Needle electromyography. Muscle Nerve, 2009, 39(2): 244-270.
[46] DAYA H, HOSNI A, BEJAR-SOLAR I, et al. Pediatric vocal fold paralysis: a long-term retrospective study. Arch Otolaryngol Head Neck Surg, 2000, 126(1): 21-25.
[47] DILWORTH TF. The nerves of the human larynx. J Anat, 1921, 56(Pt 1): 48-52.
[48] FAABORG-ANDERSEN K, BUCHTHAL F. Action potentials from internal laryngeal muscles during phonation. Nature, 1956, 177(4503): 340-341.
[49] FEINSTEIN B. The application of electromyography to affections of the facial and the intrinsic laryngeal muscles. J Laryngol Otol, 1946, 61(10): 554-558.
[50] FOERSTER G, BACH A, GORRIZ C, et al. Electromyography of the posterior cricoarytenoid muscles: a consensus guideline. Eur Arch Otorhinolaryngol, 2022, 279(8): 3785-3793.
[51] GLIKLICH R E, GLOVSKY R M, MONTGOMERY W W. Validation of a voice outcome survey for unilateral vocal cord paralysis. Otolaryngol Head Neck Surg, 1999, 120(2): 153-158.
[52] HENRY B M, PĘKALA P A, SANNA B, et al. The anastomoses of the recurrent laryngeal nerve in the larynx: A meta-analysis and systematic review. J Voice, 2017, 31(4): 495-503.
[53] HU R, LI Y, XU W, et al. Clinical and electromyographic characteristics of unilateral vocal fold paralysis with lower cranial nerve injury. J Voice, 2017, 31(1): 126.e1-126.e6.
[54] HU R, XU W, LIU H, et al. Laryngeal chondrosarcoma of the arytenoid cartilage presenting as bilateral vocal fold immobility: a case report and literature review. J Voice, 2014, 28(1): 129.e13-129.e17.
[55] JIANG J, LIN E, HANSON D G. Vocal fold physiology. Otolaryngol Clin North Am, 2000, 33(4): 699-718.
[56] KAZAMEL M, WARREN P P. History of electromyography and nerve conduction studies: A tribute to the founding fathers. J Clin Neurosci, 2017, 43: 54-60.
[57] KIMAID P A, CRESPO A N, MOREIRA A L, et al. Laryngeal electromyography techniques and clinical use. J Clin Neurophysiol, 2015, 32(4): 274-283.
[58] KIMURA J. Electrodiagnosis in diseases of nerve and muscles: Principles and practice. 4th ed. New York: Oxford University Press, 2013.
[59] KRISKOVICH M D, APFELBAUM R I, HALLER J R. Vocal fold paralysis after anterior cervical spine surgery: incidence, mechanism, and prevention of injury. Laryngoscope, 2000, 110(9): 1467-1473.
[60] LUDLOW C L, VAN PELT F, KODA J. Characteristics of late responses to superior laryngeal nerve stimulation in humans. Ann Otol Rhinol Laryngol, 1992, 101(2 Pt 1): 127-134.

[61] MARONIAN NC, ROBINSON L, WAUGH P, et al. A new electromyographic definition of laryngeal synkinesis. Ann Oto RhinolLaryngol, 2004, 113(11): 877-886.

[62] MIYAUCHI A, MASUOKA H, NAKAYAMA A, et al. Innervation of the cricothyroid muscle by extralaryngeal branches of the recurrent laryngeal nerve. Laryngoscope, 2016, 126(5): 1157-1162.

[63] MORPETH J F, WILLIAMS M F. Vocal fold paralysis after anterior cervical diskectomy and fusion. Laryngoscope, 2000, 110(1): 43-46.

[64] MUNIN M C, ROSEN C A, ZULLO T. Utility of laryngeal electromyography in predicting recovery after vocal fold paralysis. Arch Phys Med Rehabil, 2003, 84(8): 1150-1153.

[65] MYSSIOREK D. Recurrent laryngeal nerve paralysis: anatomy and etiology. Otolaryngol Clin North Am, 2004, 37(1): 25-44.

[66] NORRIS B K, SCHWEINFURTH J M. Arytenoid dislocation: an analysis of the contemporary literature. Laryngoscope, 2011, 121(1): 142-146.

[67] PARNELL F W, BRANDENBURG J H. Vocal cord paralysis: A review of 100 cases. Laryngoscope, 1970, 80(7): 1036-1045.

[68] RIDGWAY C, BOUHABEL S, MARTIGNETTI L, et al. Pediatric vocal fold paresis and paralysis: A narrative review. JAMA Otolaryngol Head Neck Surg, 2021, 147(8): 745-752.

[69] RUBIN A D, HAWKSHAW M J, MOYERCA, et al. Arytenoid cartilage dislocation: a 20-year experience. J Voice, 2005, 19(4): 1687-1701.

[70] SAÑUDO JR, MARANILLO E, LEÓN X, et al. An anatomical study of anastomoses between the laryngeal nerves. Laryngoscope, 1999, 109(6): 983-987.

[71] SATALOFF R T. Professional voice: The science and art of clinical care. 4th ed. San Diego, CA: Plural Publishing, 2017.

[72] SATALOFF R T, MANDEL S, HEMAN-ACKAH Y, et al. Laryngeal electromyography. 3rd ed. San Diego, CA: Plural Publishing, 2017.

[73] SITTEL C, STENNERT E, THUMFART W F, et al. Prognostic value of laryngeal electromyography in vocal fold paralysis. Arch Otolaryngol Head Neck Surg, 2001, 127(2): 155-160.

[74] STÅLBERG E, ANDREASSEN S, FALCK B, et al. Quantitative analysis of individual motor unit potentials: a proposition for standardized terminology and criteria for measurement. J Clin Neurophysiol, 1986, 3(4): 313-348.

[75] STÅLBERG E, FALCK B, SONOO M, et al. Multi-MUP EMG analysis—a two year experience in daily clinical work. Electroencephalogr Clin Neurophysiol, 1995, 97(3): 145-154.

[76] STÅLBERG E, VAN DIJK H, FALCK B, et al. Standards for quantification of EMG and neurography. Clin Neurophysiol, 2019, 130(9): 1688-1729.

[77] SUN S Q, ZHAO J, LU H, et al. An anatomical study of the recurrent laryngeal nerve: its branching patterns and relationship to the inferior thyroid artery. Surg Radiol Anat, 2001, 23(6): 363-369.

[78] VAIMAN M, EVIATAR E, SEGAL S. Surface electromyographic studies of swallowing in normal subjects: a review of 440 adults. Report 1. Quantitative data: timing measures. Otolaryngol Head

Neck Surg,2004,131(4):548-555.

[79] VOLK G F,HAGEN R,POTOTSCHNIG C,et al. Laryngeal electromyography:a proposal for guidelines of the European Laryngological Society. Eur Arch Otorhinolaryngol,2012,269(10):2227-2245.

[80] WAGNER H E,SEILER C. Recurrent laryngeal nerve palsy after thyroid gland surgery. Br J Surg,1994,81(2):226-228.

[81] WANG L M,ZHU Q,MA T,et al. Value of ultrasonography in diagnosis of pediatric vocal fold paralysis. Int J Pediatr Otorhinolaryngol,2011,75(9):1186-1190.

[82] XU W,HAN D,HOU L,et al. Clinical and electrophysiological characteristics of larynx in myasthenia gravis. Ann Otol Rhinol Laryngol,2009,118(9):656-661.

[83] XU W,HAN D,HOU L,et al. Value of laryngeal electromyography in diagnosis of vocal fold immobility. Ann Otol Rhinol Laryngol,2007,116(8):576-581.

[84] XU W,HAN D,HU H,et al. Characteristics of experimental recurrent laryngeal nerve surgical injury in dogs. Ann Otol Rhinol Laryngol,2009,118(8):575-580.

[85] XU W,HAN D,HU R,et al. Characteristics of vocal fold immobility following endotracheal intubation. Ann Otol Rhinol Laryngol,2012,121(10):689-694.

[86] XU W,HAN D,LI H,et al. Application of the Mandarin Chinese version of Voice Handicap Index. J Voice,2010,24(6):702-707.

[87] YAMANAKA H,HAYASHI Y,WATANABE Y,et al. Prolonged hoarseness and arytenoid cartilage dislocation after tracheal intubation. Br J Anaesth,2009,103(3):452-455.

[88] YAMASHITA T,NASH E A,TANAKA Y,et al. Effects of stimulus intensity on laryngeal long latency responses in awake humans. Otolaryngol Head Neck Surg,1997,117(5):521-529.

[89] YANG Q,XU W,LI Y,et al. Value of laryngeal electromyography in spasmodic dysphonia diagnosis and therapy. Ann OtolRhinolLaryngol,2015,124(7):579-583.

[90] YIN S,QIU W W,STUCKER F J. Laryngeal reflexomyographic responses in rabbits:a neurolaryngological study of glottal movement. Ann Otol Rhinol Laryngol,2000,109(6):576-580.

[91] YIN S S,QIU W W,STUCKER F J. Major patterns of laryngeal electromyography and their clinical application. Laryngoscope,1997,107(1):126-136.

[92] YSUNZA A,LANDEROS L,PAMPLONA M C,et al. The role of laryngeal electromyography in the diagnosis of vocal fold immobility in children. Int J Pediatr Otorhinolaryngol,2007,71(6):949-958.

[93] ZORMIEIR M M,MELECA R J,SIMPSON M L,et al. Botulinum toxin injection to improve tracheoesophageal speech after total laryngectomy. Otolaryngol Head Neck Surg,1999,120(3):314-319.

附录 Appendix

首都医科大学附属北京同仁医院喉肌电图检查报告示例

LEMG Assessment Report in Beijing Tongren Hospital

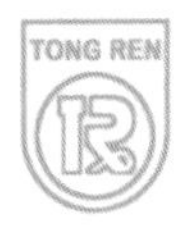

首都医科大学附属北京同仁医院

耳鼻咽喉头颈外科嗓音中心

喉肌电图 – 诱发电位检查报告

姓名：× × 性别： 年龄： 病历号： 喉肌电图号：

初步诊断：左声带活动不良，全麻插管胸腔镜食道癌术后

喉肌电图检查：

喉肌	平静时	发音或呼吸时	运动单位电位		最大募集相电位 /μV
			波幅 /μV	时程 /ms	
甲杓肌（右）	正常	干扰相	112	3.7	1000
甲杓肌（左）	近静息	混合相	45	6.2	150
环杓后肌（右）	正常	干扰相	323	3.7	1000
环杓后肌（左）	再生电位	混合相，联带运动	175	5.1	150
环甲肌（右）	正常	干扰相	120	3.6	1000
环甲肌（左）	正常	干扰相	129	3.5	600

喉神经诱发电位检查：

喉神经	记录喉肌	潜伏期 /ms	时程 /ms	波幅 /mV
喉返神经内收支（右）	甲杓肌（右）	1.7	6.2	2.4
喉返神经内收支（左）	甲杓肌（左）	无诱发		
喉返神经外展支（右）	环杓后肌（右）	1.7	5.3	10.5
喉返神经外展支（左）	环杓后肌（左）	无诱发		
喉上神经喉外支（右）	环甲肌（右）	1.7	8.8	1.6
喉上神经喉外支（左）	环甲肌（左）	1.7	7.5	2.7

其他： –

诊断：左侧喉返神经功能异常

医师：

日期：

汉英索引 Index

B

Bernoulli 效应(Bernoulli’s effect) 025
表面肌电图检查(surface electromyography, SEMG) 030
表面电极(surface electrode) 033
波幅(amplitude) 039
波形(waveform shape) 039

C

插入电位(insertional activity) 038
重复神经刺激(repetitive nerve stimulation, RNS) 030,065

D

单纯相(simple pattern) 040
单极针电极(monopolar needle electrode) 035
单纤维电极(single fiber electrode) 036
单纤维肌电图(single fiber electromyography, SFEMG) 030
电静息(electric silence) 039

F

复合重复放电(complex repetitive discharges, CRD) 045
复合肌肉动作电位(compound muscle action potential, CMAP) 058
副神经(accessory nerve) 020

G

干扰相(full interference pattern) 040
功能性发声障碍(functional dysphonia) 147
钩状丝电极(hooked wire electrode) 036

H

喉(larynx) 002
喉不返神经(nonrecurrent nerve) 016
喉返神经(recurrent laryngeal nerve, RLN) 014
喉返神经麻痹(recurrent laryngeal nerve paralysis) 070
喉肌病(laryngeal myopathy) 125
喉肌电图检查(laryngeal electromyography, LEMG) 001,048
喉神经传导功能检查(laryngeal nerve conduction study) 057
喉内肌(intrinsic laryngeal muscles) 008
喉腔(laryngeal cavity) 022
喉入口(laryngeal inlet) 022
喉上动脉(superior laryngeal artery) 021
喉上神经(superior laryngeal nerve, SLN) 013
喉室(laryngeal ventricle) 023
喉弹性膜(membrana elastica larynx) 006
喉弹性圆锥(elastic cone of larynx) 006
喉外肌(extrinsic laryngeal muscles) 007
喉下动脉(inferior laryngeal artery) 021
喉软骨瘤(laryngeal chondroma) 119
后连合(posterior commissure) 023
后组脑神经(lower cranial nerves) 018
环甲关节(cricothyroid joint) 006
环甲肌(cricothyroid muscle, CT) 011
环甲膜(cricothyroid membrane) 007
环甲正中韧带(median cricothyroid ligament) 007
环杓侧肌(lateral cricoarytenoid muscle, LCA) 010
环杓关节(cricoarytenoid joint) 006
环杓后肌(posterior cricoarytenoid muscle, PCA) 008
环杓后韧带(posterior cricoarytenoid ligament) 007

环状软骨(cricoid cartilage) 004
会厌谷(epiglottic vallecula) 007
会厌软骨(epiglottic cartilage) 004
混合相(mixed pattern) 040

J

肌颤搐电位(myokymic discharges) 045
肌电图检查(electromyography,EMG) 029
肌强直放电(myotonic discharges) 045
肌弹力-空气动力学理论(myoelastic-aerodynamic theory) 024
肌突(muscular process) 005
甲杓肌(thyroarytenoid muscle,TA) 011
甲状会厌肌(thyroepiglottic muscle) 012
甲状会厌韧带(thyroepiglottic ligament) 007
甲状软骨(thyroid cartilage) 004
甲状舌骨膜(thyrohyoid membrane) 006
交感神经(sympathetic nerve) 016
痉挛(cramps) 045
痉挛性发声障碍(spasmodic dysphonia,SD) 137
巨肌电图(macro-EMG) 030

L

梨状窝(pyriform sinus) 007
联带运动(synkinesis) 077

M

迷走神经(vagus nerve) 019
末端运动潜伏期(distal motor latency,DML) 059
募集(recruitment) 040
募集相(recruitment pattern) 040

Q

前连合(anterior commissure) 023
潜伏期(latency) 059

S

上升时间(rise time) 040
杓会厌襞(aryepiglottic fold) 007
杓会厌肌(aryepiglottic muscle) 011
杓间肌(interarytenoid muscle,IA) 011
杓状软骨(arytenoid cartilage) 005
杓状软骨脱位(arytenoid dislocation) 104
舌会厌正中襞(median glossoepiglottic fold) 007
舌下神经(hypoglossal nerve) 020
舌咽神经(glossopharyngeal nerve) 018
神经传导功能检查(nerve conduction study, NCS) 030
神经诱发电位(nerve evoked potential) 058
声带(vocal fold) 023
声带麻痹(vocal fold paralysis) 070
声带体层-被覆层理论(body-cover theory) 025
声带突(vocal process) 005
声带运动不良(vocal fold immobility) 070
声门后部狭窄(posterior glottic stenosis) 115
声门区(glottis) 023
声门上区(supraglottis) 022
声门下区(infraglottis) 023
声韧带(vocal ligament) 007
时程(duration) 039
室带(ventricular fold) 023
室韧带(ventricular ligament) 006
束颤电位(fasciculation potentials) 045

T

同芯针电极(concentric needle electrode) 034

X

纤颤电位(fibrillation potential) 042
相位(phases) 040
小角软骨(corniculate cartilage) 005
楔状软骨(cuneiform cartilage) 005

Y

运动单位（motor unit） 029
运动单位电位（motor unit potential, MUP） 030，039
运动单位动作电位（motor unit action potential，MUAP） 039
运动单位数目估计（motor unit number estimation，MUNE） 030

Z

针电极（needle electrode） 033
针电极肌电图检查（needle electromyography） 030
正锐波（positive sharp wave） 042
重症肌无力（myasthenia gravis，MG） 129
转折（turns） 040
转折 - 波幅分析（turns/amplitude analysis） 057
自发电位（spontaneous activity） 038

图书在版编目(CIP)数据

喉肌电图临床应用/徐文著. -- 北京：人民卫生出版社，2022.11

ISBN 978-7-117-33793-9

Ⅰ. ①喉… Ⅱ. ①徐… Ⅲ. ①喉-肌电图 Ⅳ. ①R767-04

中国版本图书馆CIP数据核字(2022)第196620号

喉肌电图临床应用

Hou Jidiantu Linchuang Yingyong

著　　者：徐　文
出版发行：人民卫生出版社（中继线 010-59780011）
地　　址：北京市朝阳区潘家园南里19号
邮　　编：100021
E - mail：pmph @ pmph.com
购书热线：010-59787592　010-59787584　010-65264830
印　　刷：北京盛通印刷股份有限公司
经　　销：新华书店
开　　本：787×1092　1/16　印张：11　插页：1
字　　数：171千字
版　　次：2022年11月第1版
印　　次：2022年11月第1次印刷
标准书号：ISBN 978-7-117-33793-9
定　　价：168.00元
打击盗版举报电话：010-59787491　E-mail：WQ @ pmph.com
质量问题联系电话：010-59787234　E-mail：zhiliang @ pmph.com
数字融合服务电话：4001118166　E-mail：zengzhi @ pmph.com